T0207854

essentials

essentials liefern aktuelles Wissen in konzentrierter Form. Die Essenz dessen, worauf es als „State-of-the-Art" in der gegenwärtigen Fachdiskussion oder in der Praxis ankommt. *essentials* informieren schnell, unkompliziert und verständlich

- als Einführung in ein aktuelles Thema aus Ihrem Fachgebiet
- als Einstieg in ein für Sie noch unbekanntes Themenfeld
- als Einblick, um zum Thema mitreden zu können

Die Bücher in elektronischer und gedruckter Form bringen das Fachwissen von Springerautor*innen kompakt zur Darstellung. Sie sind besonders für die Nutzung als eBook auf Tablet-PCs, eBook-Readern und Smartphones geeignet. *essentials* sind Wissensbausteine aus den Wirtschafts-, Sozial- und Geisteswissenschaften, aus Technik und Naturwissenschaften sowie aus Medizin, Psychologie und Gesundheitsberufen. Von renommierten Autor*innen aller Springer-Verlagsmarken.

Weitere Bände in der Reihe https://link.springer.com/bookseries/13088

Alexander Fekete

Kritische Infrastruktur und Versorgung der Bevölkerung

Klimawandel, Epidemien, digitale Transformation und das Risikomanagement

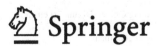 Springer

Alexander Fekete
Campus Deutz
TH Köln – University of Applied Science
Köln, Deutschland

ISSN 2197-6708   ISSN 2197-6716 (electronic)
essentials
ISBN 978-3-662-65046-2   ISBN 978-3-662-65047-9 (eBook)
https://doi.org/10.1007/978-3-662-65047-9

Die Deutsche Nationalbibliothek verzeichnet diese Publikation in der Deutschen Nationalbibliografie; detaillierte bibliografische Daten sind im Internet über http://dnb.d-nb.de abrufbar.

Planung: Dr. Christine Lerche
Springer ist ein Imprint der eingetragenen Gesellschaft Springer-Verlag GmbH, DE und ist ein Teil von Springer Nature.
Die Anschrift der Gesellschaft ist: Heidelberger Platz 3, 14197 Berlin, Germany

Was Sie in diesem *essential* finden können

- Einen Einstieg in die Bedeutung Kritischer Infrastrukturen für viele Bereiche der Gesellschaft im nationalen sowie internationalen Bereich
- Aktuelle globale Veränderungen wie den Klimawandel, Pandemien und Digitalisierung und wie sie mit diesen Infrastrukturen zusammenhängen
- Verschiedene Definitionen der Kritischen Infrastrukturen und sich daraus ergebende Herausforderungen für Unternehmen und Organisationen
- Die Rolle von künstlicher und kollektiver Intelligenz bei der Optimierung des Risiko- und Krisenmanagements
- Perspektiven von Wissenschaftler:innen und Schüler:innen

Vorwort

Die beiden Jahre 2020 und 2021 haben uns mehrfach gezeigt, wie verletzlich wir sind und wie überlebenswichtig eine gut organisierte Infrastruktur im Krisenfall ist.

Durch die Covid-19-Pandemie und insbesondere während des ersten Lockdowns März bis Juni 2020 haben viele Menschen in Deutschland vermutlich zum ersten Mal bewusst über die Versorgungsinfrastruktur und über systemrelevante Einrichtungen und Berufsgruppen nachgedacht. Noch immer verlangt die Covid-19-Pandemie organisatorische Höchstleistungen von verschiedenen öffentlichen Strukturen, zum Beispiel bei der Verteilung von Impfstoff und der bedarfsgerechten Zurverfügungstellung intensivmedizinischer Versorgung.

Im Juli 2021 hat ein verheerendes Hochwasser insbesondere in Nordrhein-Westfalen und in Rheinland-Pfalz private und öffentliche Gebäude zerstört, zudem zahlreiche Straßen, Bahnstrecken, Brücken, Mobilfunkmasten, sowie vielerorts auch die Strom-, Gas- und Wasserversorgung. Über Tage und Wochen hinweg waren tausende Einsatzkräfte von Feuerwehr, Polizei, Rettungs- und Hilfsdiensten und Technischem Hilfswerk und auch zahlreiche freiwillige Helferinnen und Helfer gefordert.

Die beiden Krisenfälle haben jeweils unterschiedliche Ursachen und folgen einem anderen Drehbuch – ihr zeitliches Zusammentreffen zeigt jedoch besonders deutlich, wie anspruchsvoll und wie vielfältig die Anforderungen für die Aufrechterhaltung von zentralen Infrastrukturen im Krisenfall sind. Diese Publikation versammelt unterschiedliche Perspektiven von verschiedenen Expertinnen und Experten auf die aktuellen Herausforderungen, aber auch die Chancen der Kritischen Infrastrukturen bei der Versorgung der Bevölkerung im Krisenfall.

Die Themen dieser Publikation wurden von den Expertinnen und Experten auf dem Fachsymposium „Kritische Infrastruktur und Versorgung der Bevölkerung –

Neue Entwicklungen durch Klimawandel, Epidemien und die digitale Transformation der Gesellschaft bis 2050" diskutiert. Die Veranstaltung wurde von der *Stiftung Wissen der Sparkasse KölnBonn* in Kooperation mit Prof. Dr. Alexander Fekete vom Institut für Rettungsingenieurwesen und Gefahrenabwehr der *Technischen Hochschule Köln* vom 23. bis 25. Juni 2021 realisiert.

Die *Stiftung Wissen der Sparkasse KölnBonn* fördert Bildung und Wissenschaft im natur-, lebens- und technikwissenschaftlichen Bereich. Die Konzeption und Durchführung von Symposien zu aktuellen Forschungsthemen stellen einen zentralen Bestandteil ihrer Initiative dar.

Im Namen der *Stiftung Wissen der Sparkasse KölnBonn* danke ich Prof. Dr. Alexander Fekete herzlich für die hervorragende Zusammenarbeit bei diesem wichtigen, spannenden und interdisziplinären Thema sowie dem Verein der Freunde und Förderer der Technischen Hochschule Köln e. V. für die finanzielle Unterstützung bei dieser Publikation. Nicht zuletzt gilt mein besonderer Dank den Teilnehmerinnen und Teilnehmern des Fachsymposiums für ihre fundierten Statements in diesem Band.

Dr. Julia Maria Erber-Schropp
Stiftung Wissen der Sparkasse KölnBonn

Inhaltsverzeichnis

Einführung 1

Versorgungsinfrastrukturen wie Wasser, Nahrung, Strom, Treibstoff, Information, Logistik usw. gelten aus Sicht des Innenministeriums als „kritisch", wenn ihre Beeinträchtigung oder ein Ausfall zu einem Risiko für unsere Gesundheit, zu Todesopfern oder Störungen der öffentlichen Sicherheit führen. Gegenwärtig sind langandauernde großflächige Stromausfälle oder Ausfälle von kritischen lebenswichtigen Einrichtungen wie etwa Krankenhäusern in hochindustrialisierten Ländern wie Deutschland eher selten. Es tritt aber ein Verwundbarkeitsparadoxon auf, das besagt, dass sich immer höher entwickelnde Gesellschaften gerade durch die Seltenheit von Störungen bei einem plötzlichen Krisenfall unvorbereitet getroffen werden (NOTA Rathenau-Institut 1994). Die Bedeutung kritischer Bereiche wurde zuletzt aber auch in der Covid-19-Pandemie deutlich; die Begriffe „systemrelevante" oder „kritische" Einrichtungen und Berufsgruppen haben dem Thema eine breitere Aufmerksamkeit verschafft.

Vor diesem Hintergrund stellt sich die Frage, wie es damit in naher Zukunft aussehen wird, wenn die Gesellschaft *Transformationsprozesse* erlebt: Wie interagieren die Gesellschaft und ihre Kritische Infrastruktur (KRITIS), wenn sich z. B. neue Anpassungen an den Klimawandel gesellschaftlich durchsetzen, Pandemien unser Bewusstsein im Umgang mit kritischen Bereichen der Grundversorgung verändern oder sich eine gesellschaftsdurchdringende Digitalisierung bis 2050

Im Namen der Autor:innen danken wir der Stiftung Wissen der Sparkasse KölnBonn, dass sie es ermöglicht hat, uns zu diesem Thema auszutauschen. Insbesondere danken wir sehr herzlich Frau Dr. Julia Maria Erber-Schropp, die uns hervorragend in allem unterstützt hat. Wir danken den Schüler:innen für ihr Interesse und die klugen Fragen, die uns gestellt wurden, und allen Teilnehmer:innen der öffentlichen Online-Veranstaltung und des Expert:innen Workshops. Schließlich bedanken wir uns bei den Autor:innen dieses Bandes für die Beiträge, Diskussionen und das Cross-Review.

fortsetzt? Diese Fragen werden hier an aktuellen Beispielen der gesellschaftlichen und technischen Transformation untersucht. Welche *Entwicklungspfade* lassen sich aus der gegenwärtigen Sicherheits- und Risikoforschung und der Forschung zu Transformationsprozessen, wie der Digitalisierung der Gesellschaft, ableiten? Und wie verändern sich die Menschengruppen und ihre Eigenschaften gegenüber der Abhängigkeit von Kritischer Versorgungsinfrastruktur dabei?

Drei verschieden wirkende Kontexte sind für diese Untersuchungen relevant. *Veränderungen von Naturgefahren* fordern die KRITIS heraus, z. B. durch höhere Variabilitäten, aber auch Extremereignisse durch z. B. den Klimawandel. Starkregenereignisse und Waldbrände haben zuletzt vor Augen geführt, wie sich die Anforderungen an die lokalen Einsatzkräfte bei solchen Einsätzen verändern. Auch Talsperrenverwaltungen und andere Einrichtungen müssen nun die Vorsorge der Versorgung, z. B. durch Wasser in Dürrezeiten, neu bewerten und planen.

Epidemien dagegen wirken speziell auf Menschen und Personal ein und erzeugen damit eine weitere Relevanz für die Betrachtung der Verflechtungen mit Kritischen Infrastrukturen. Viele Versorgungsstrukturen des täglichen Lebens wurden durch Covid-19 deutlich verändert; es mussten Geschäfte des Einzelhandels wie auch Unternehmen nach Relevanz bewertet werden. Durch die Pandemie ergeben sich nachfolgend Veränderungen der Gewichtung zwischen lokalem Einzelhandel und Online-Handel, aber auch Lieferkettenabhängigkeiten, die einmal mehr in ihrer globalen Tragweite deutlich wurden, in Schwerpunktindustrien ebenso wie bei der Medikamentenherstellung uvw.

Digitalisierung ist ein weiterer Bereich, der Veränderungen vorantreibt; Künstliche Intelligenz, Maschinelles Lernen und Soziale Medien verändern bereits jetzt die Möglichkeiten für Analyse, Governance und Wissensmanagement – auch in Bezug zur Risiko- und Sicherheitsforschung. Es werden digitale Unterstützungsprozesse für bestehende technische Regelungen der KRITIS oder Analyse- und Warnmöglichkeiten für ein Krisen- und Katastrophenmanagement untersucht; bessere Algorithmen, Künstliche Intelligenz und BigData erlauben schnellere Warnung und Entscheidungsunterstützungssysteme. Die KRITIS selbst erhält damit neue, smarte Optimierungsmöglichkeiten, aber auch digitale Achillesfersen durch eine noch stärkere Abhängigkeit von Strom, IT und Informationsgewinnungsquellen.

Das Rettungs- und das Gesundheitswesen sind nur zwei Beispiele für gesellschaftliche Teilbereiche, welche immer stärker mit durch den Klimawandel verursachten Extremereignissen in Berührung kommen, seien es Starkregen- und Hochwasserereignisse oder Waldbrände, die auf Dürren folgen. Sie bilden einen Teil der sogenannten Infrastruktur ab, auf die sich unsere Gesellschaft tagtäglich nahezu blind verlässt, da sie gut funktioniert. Aber diese Infrastruktur hängt wiederum vom Funktionieren anderer Infrastrukturen ab; Straßen, Energie, Informationen, Verwaltung usw. Extreme Naturereignisse sind dabei nicht die einzige Veränderung, mit der diese Infrastruktursysteme umgehen, sich dabei anpassen und auch entwickeln müssen. Eine vom Klimawandel nicht direkt abhängige Pandemie hat uns den Umgang mit solchen Veränderungen deutlich vor Augen geführt. Weitere sogenannte Transformationen laufen daneben ab, wie bspw. die Digitalisierung der Gesellschaft. Sie alle haben gemein, dass sie Querschnittsthemen sind und nicht in der klassischen Lehre oder in Alltagsmanagementhandbüchern der Rettungsdienste oder des Gesundheitswesens auftauchen. Sie sind aber alle mit der Frage nach der Versorgungsfähigkeit verbunden.

Das Rettungsingenieurwesen ist ein relativ junger Fachbereich, der Belange des Rettungswesens und Gesundheitswesens mit der (überwiegend nichtpolizeilichen) Gefahrenabwehr, dem Katastrophenschutz und dem Risikomanagement verbindet. Im Bereich der Sicherheits- und Umweltforschung gibt es noch viele andere Fachbereiche oder Disziplinen, die sich mit Risiko- und Sicherheitsthemen befassen, die für den Gesundheitsbereich relevant sind; Naturgefahren und -risiken, menschlich-technische Gefahren und Risiken – vom Amoklauf und Atomunfall über Hochwasser, Massenanfall von Verletzten bis zu Waldbränden und Wirbelstürmen. Daher versammelt dieser Band Autor:innen aus verschiedenen Bereichen, um unterschiedliche Perspektiven zu dieser Vielfalt an Herausforderungen einzubringen. Die Beiträge wurden von den Autor:innen auf einer gemeinsamen Online-Tagung vorgestellt und diskutiert und für diese Publikation ebenfalls gegenseitig kritisch kommentiert (Cross-Review). Schülerinnen und Schüler nahmen an einem Workshop teil und haben danach ihre Fragen den Autor:innen gestellt, die hier nachfolgend ebenfalls beantwortet werden. Damit lassen sich am Schnittpunktthema Kritische Infrastrukturen entlang durch verschiedene Perspektiven neue Aspekte zur zunehmenden Abhängigkeit unserer Gesellschaft und des Gesundheitssystems vom Funktionieren von Versorgungsstrukturen erkennen.

Literatur

NOTA – Rathenau-Institut (1994) Stromausfall. Die Verletzlichkeit der Gesellschaft, die Folgen von Störungen der Elektrizitätsversorgung. ISBN 90 346 311 76

KRITIS as usual? Die Zeiten ändern sich und unsere Infrastruktur in ihnen

Die Anpassung an den Klimawandel ist eine große Herausforderung für alle – Gesellschaft, Infrastrukturbetreiber, Städte und Kommunen –, da es sowohl an genauen regionalen Kenntnissen über die Gefahren als auch über mögliche Folgen und erforderliche Vorsorge- und Anpassungsmaßnahmen in vielen Bereichen mangelt. Die Hochwasserereignisse in Nordrhein-Westfalen und Rheinland-Pfalz im Juli 2021 haben diese Herausforderungen im Umgang mit Extremereignissen, unterstützt durch den Klimawandel, noch einmal deutlich vor Augen geführt. Es gibt zwar schon Programme und Maßnahmen zum Hochwasser, jedoch gibt es bspw. im Bereich Rettungswesen, Gefahrenabwehr und Katastrophenschutz trotz aller Vorbereitungen noch große Herausforderungen, ähnliche Lagen künftig bewältigen zu können, insbesondere angesichts des noch zunehmenden Klimawandels.

Das Thema Klimawandelanpassung ist bereits ein Querschnittsthema und sehr komplex, was manche schon stark fordert oder überfordert. Daneben zieht sich ein weiteres verbindendes Querschnittsthema hindurch, das bislang noch zu wenig in der Breite bekannt ist und umgesetzt wird: die sogenannten Kritischen Infrastrukturen. Denn die (zunehmende) Abhängigkeit des Funktionierens der Gesellschaft von Energie, Trinkwasser, Informationen, Gesundheitswesen und anderen besonders relevanten („kritischen") Infrastrukturen wird nicht nur im Alltag, sondern zunehmend auch in Krisen und Katastrophen, wie den Flutereignissen 2021 oder der Covid-19-Pandemie, deutlich. Ohne Strom, Wasser, Informationen oder funktionierenden Krankenhäusern wird die Katastrophenhilfe bei Hochwassereinsätzen wie auch in einer Pandemie enorm erschwert. Gleichzeitig steigen die Schäden auch dann an, wenn die sogenannten blauen und grünen Infrastrukturen, also Gewässer und Grünland, nicht in der Lage sind, größere Regenmengen zurückzuhalten. Sind durch den Klimawandel Felder ausgedörrt

A. Fekete, *Kritische Infrastruktur und Versorgung der Bevölkerung*, essentials, https://doi.org/10.1007/978-3-662-65047-9_2

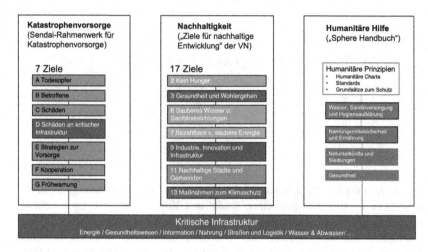

Abb. 2.1 Kritische Infrastrukturen als Querschnittsthema in aktuellen internationalen Leitlinien

und treten Sommergewitter auf, finden Überflutungen, Erosionen und Ertragsverluste gleichzeitig statt. Das Thema der Kritischen Infrastruktur lässt sich als Querschnittsthema zunehmend auch in aktuellen internationalen Leitlinien wiederfinden. Im Bereich der Katastrophenvorsorge stellt das Sendai Rahmenwerk zur Katastrophenvorsorge (Vereinte Nationen 2015a) das Thema Kritische Infrastruktur durch eines seiner 7 Ziele explizit heraus (Abb. 2.1). Aber auch in anderen internationalen Leitlinien der Vereinten Nationen oder anderer Vereinigungen taucht das Thema querschnittartig in verschiedenen Zielen auf. Mehrere der 17 Nachhaltigkeitsziele (Vereinte Nationen 2015b) haben direkt oder indirekt damit zu tun; Nahrungssicherung, Gesundheitswesen, Wasser- und Sanitärversorgung, Energieerzeugung und damit oft auch Klimaschutz, aber auch die gesamte nachhaltige Gestaltung der bebauten Umwelt haben mit solchen Basis-Infrastrukturen die Möglichkeit, eine nachhaltige Transformation durch einen Umbau der Nutzung und auch der Ausgestaltung von Infrastrukturen zu beeinflussen. Gleichzeitig sind sie oft auch abhängig vom Funktionieren der Infrastruktur und das trifft ebenso auf die Humanitäre Hilfe zu (Sphere Association 2018). Denn primäre Versorgungsleistungen sind in der Not- und Katastrophenhilfe wie auch in der Entwicklungszusammenarbeit vom Funktionieren der Wasser-, Nahrungs- und Gesundheitsversorgung abhängig.

Aktuell gibt es eine verstärkte Aufmerksamkeit auf den Klimawandel und damit auf bestimmte Extremereignisse; neben Hochwasser sind dies auch Dürren und Waldbrände. Ein Grundsatz der Risiko- und Sicherheitsforschung ist es aber, sich nicht nur auf einen Typus Gefahr vorzubereiten, da dann eine andere Gefahrenart überraschend auftreten kann, auf die man weniger vorbereitet ist. Infrastrukturen sind ein gutes Beispiel, denn ein Strom- oder Wasserausfall kann ein Krankenhaus wie auch andere Gesundheitseinrichtungen unerwartet lahmlegen. Dieser Ausfall kann viele Ursachen haben. Neben Baumaßnahmen und technischen Problemen rücken auch Naturgefahren wie Hochwasser, aber auch Cyberangriffe zunehmend ins Bewusstsein. Die Bandbreite an Möglichkeiten ist sehr groß und der Katastrophenschutz ist breit gegenüber Gefahren aufgestellt. Jedoch zeigt die jüngste Covid-19-Pandemie auf, wie sehr in Ausmaß und Breite diese Pandemie doch die Gesellschaft und auch alle bisherigen Vorbereitungen überrascht und an neue Grenzen bringt. Auch die versorgende Infrastruktur gerät jetzt neu ins Blickfeld.

Zudem steht das Katastrophen- und Risikomanagement vor einer besonderen Herausforderung: „There is no glory in prevention". All die Vorbereitungen sind schwer zu rechtfertigen, wenn sie viel kosten, lange nichts passiert und man sie folglich nicht zu brauchen scheint. Und wenn etwas passiert, kann manches schief gehen, was die Vorbereitungen in Frage stellt. Auch bei jenen als selbstverständlich hingenommenen Versorgungsinfrastrukturen und ihren Dienstleistungen ist zu überlegen, wie eine Wahrnehmung unserer zunehmenden Abhängigkeit geschärft werden kann. Wie auch beim Klimawandel und dem Katastrophen- und Risikomanagement steht damit die Frage im Raum, welche Anpassungen, Vorbereitungen und Transformationen man angehen kann, um eine zunehmende Abhängigkeit und Kaskadeneffekte bei einem Ausfall kompensieren zu können. Ein „business as usual" einer Vollversorgungsmentalität gilt es kritisch zu überprüfen. Doch die Zuordnung, welche Relevanz verschiedenen Einrichtungen und Organisationen im Krisenfall zukommt und wie diese dafür vorzusorgen haben, ist nicht einfach und mitunter diskussionswürdig. Hier ist ein Blick in die bundesdeutschen und europäischen Richtlinien interessant; ebenso der Abgleich mit den Bedarfen im tatsächlichen Krisenfall. Auch die Frage nach aktuellen Herausforderungen der Behörden und Organisationen mit Sicherheitsaufgaben (BOS) ist in diesem Zusammenhang wichtig.

Im Folgenden werden verschiedene Ansätze, Ideen und Gedanken aus Sicht von Autori:nnen dargestellt, die sich seit Jahren in diesem komplexen und vielschichtigen Terrain bewegen, in dem es oft an einfachen Lösungen genauso mangelt wie an Vorerfahrungen. Daher soll dieser Band eine erste Orientierung geben, gleichzeitig aber auch den Schritt wagen, bereits jetzt abschätzbare Entwicklungen zumindest anzudenken.

2.1   Nationale und internationale Erfahrungen mit der Pandemie und dem Ausfall von Infrastrukturen

Jacqueline Begerow, Deutsche Gesellschaft für Internationale Zusammenarbeit GmbH (GIZ), Prof. Dr. Alexander Fekete und Prof. Dr. Alex Lechleuthner, Institut für Rettungsingenieurwesen und Gefahrenabwehr (IRG), Technische Hochschule Köln und Prof. Dr. Jakob Rhyner, Bonner Allianz für Nachhaltigkeitsforschung, Innovations Campus Bonn (ICB).

Ein Kernmerkmal der Infrastrukturen ist es, dass sie oft im Verborgenen bleiben und erst dann wahrgenommen werden, wenn sie nicht wie gewohnt funktionieren. Aber dieses „wie gewohnt" wird in verschiedenen Erdteilen aber auch Situationen sowie von verschiedenen Blickwinkeln völlig unterschiedlich wahrgenommen. Ähnlich ist es auch mit der Ausbreitung von Krankheiten; zwar sind Grippewellen bekannt, aber vergangene Epidemien wie etwa die Schweinegrippe 2009 sind Jahre später vermutlich nur noch Fachleuten ein Begriff.

Erfahrungen mit Stromausfall in Deutschland

Bislang kommen kaum Stromausfälle in Deutschland vor, zumindest nicht in einer Dauer und mit einer Flächenausbreitung, dass man sie in überregionalen Medien vielfach wahrnehmen würde. Zwar gibt es die in der Fachwelt bekannten Vorfälle von 2003 in Italien, der Schweiz oder auch in den USA, 2005 im Münsterland, 2006 sogar europaweit, ausgehend vom Emsland. Im Februar 2019 kam es in Berlin Köpenick zu einem Stromausfall, der 31 h andauerte, bei dem ein Bagger zwei Leitungen durchtrennte. Jedoch wurde dieser Stromausfall lokal gut bewältigt, auch weil es entsprechende Organisationen wie Feuerwehr, Katastrophenschutz und Technisches Hilfswerk gibt. Diese zuverlässig jeden Tag funktionierenden Hilfsorganisationen, wie auch die zuverlässig jeden Tag funktionierende Infrastruktur, führen zu einem „Verwundbarkeits-Paradox" (NOTA Rathenau-Institut 1994): Wenn etwas immer funktioniert, wird es als selbstverständlich wahrgenommen („der Strom kommt aus der Steckdose"). Dadurch wird unsere Gesellschaft abhängig von den Infrastrukturen, die uns täglich versorgen. Gerade weil diese bei uns gut funktionieren, steigt aber paradoxerweise die Anfälligkeit der Gesellschaft für kleinste Störungen. Denn ohne diese Organisationen und ohne deren Dienstleistungen würde vieles nicht mehr funktionieren, bspw. könnten die Menschen einen Stromausfall allein nicht bewältigen.

Die Steuerung der medizinischen Versorgung bei Covid-19 in Köln
Die elementare Aufgabe der Bewältigung der Covid-19-Pandemie ist die Planung der Auslastung des Gesundheitssystems, z. B. von Beatmungsgeräten, Intensivbetten oder Schutzmasken. Während diese Planung allein bereits eine große Herausforderung ist, ist der Umgang mit der Wahrnehmung und den Erwartungen der Öffentlichkeit eine ganz andere. Während die Infektionszahlen steigen, müssen in Unkenntnis der weiteren Entwicklung vorsorglich Intensivbetten vorbereitet, aber auch anstehende Operationen verschoben werden. In der Öffentlichkeit wird dann vieles als bewältigbar wahrgenommen, aber vor allem auch deswegen, weil es ein funktionierendes Gesundheitssystem gibt. Dies ist das grundlegende Wahrnehmungsproblem im Notfall- wie Krisenmanagement; solang alles gut geht, wird es nicht als notwendig wahrgenommen. Auch das Gesundheitswesen und der Rettungsdienst zählen zu den sogenannten „Kritischen Infrastrukturen" (KRITIS, siehe www.kritis-bund.de). Die Bevölkerung verlässt sich darauf und erwartet ein reibungsloses Funktionieren. Das Gesundheitssystem erweist sich überwiegend als sehr robuste Infrastruktur, da medizinische Infrastruktur und Fachpersonal vorhanden sind und über viele Jahrzehnte aufgebaut wurden. Dazu zählt auch die Leistungsstärke der Exekutive, der öffentlichen Verwaltung sowie des Bundes. Es gibt viele erfolgreiche Anstrengungen der Krisenstäbe, auch aufgrund von ausgewogenen politischen Entscheidungen. Jedoch erzeugt die Wahrnehmung in der Öffentlichkeit täglich zusätzlichen Druck. Denn die Pandemie verursacht viele Schicksale und Einbußen, auch z. B. in der Gastronomie, aber keine Massenarbeitslosigkeit. Die Auswirkungen auf die Infrastruktur werden sich jedoch in den nächsten Jahren oder Jahrzehnten erst noch zeigen; in beispielsweise neuen Vorschriften, baulichen Maßnahmen (z. B. Filteranlagen) usw. Zur Robustheit der Infrastruktur des Gesundheitswesens trägt in Köln auch eine Mischung aus modularer und strategischer Planung bei. In Köln wird versucht, von der Stromwirtschaft zu lernen; was sind Grundbedarfe, Bedarfsspitzen und Situationen, in welchen teurer Strom schnell angekauft werden muss. Ähnlich wird das sogenannte Schutzziel von acht Minuten in der Bedarfsplanung genutzt; innerhalb dieser Zeit soll jeder Einsatzort und damit die betroffene Person im Stadtgebiet erreicht werden. Aus dieser Vorgabe wird die Anzahl der benötigten Rettungsfahrzeuge berechnet. Einen Spitzenbedarf gibt es z. B. bei Eisregen, wo es gehäuft zu Beinbrüchen kommen kann. Es gibt auch einen Sonderbedarf bei Karneval oder bei Evakuierungen bei Bombenfunden aus dem Zweiten Weltkrieg, ebenso bei Großveranstaltungen. Zusätzlich ist der Rettungsdienst vertikal im Aufwuchsprinzip (Bottom-up) strukturiert: je nach Größe eines Notfalles werden

dienstfreie Stellen mit einbezogen. Daneben wird auch horizontal strukturiert, z. B. durch Hilfsanforderungen aus dem Umland. Weiterhin wird mit Szenarien geplant, um sich auch auf unterschiedliche Einsatzlagen vorzubereiten. Diese Struktur wird um modulare Standardelemente ergänzt, sodass diese konfektionierbar, also kombinierbar sind. Das gesamte System wird auch von Land und Bund unterstützt. Innovationen geschehen oft schubweise, nach besonderen Vorfällen, wie z. B. nach den Anschlägen in den USA 2001 oder nach Hochwassern an der Donau und Elbe 2002.

Internationale Beispiele
In anderen Ländern gibt es mitunter weitaus mehr Gewöhnung an Infrastrukturausfälle als bei uns, da diese alltäglich erfahren werden. Gerade Stromausfälle gehören in einigen Ländern zur Tagesordnung und werden manchmal sogar in Tageszeitungen stundenweise genau angekündigt. In Mumbai pendelt ein Großteil der Bevölkerung, etwa die Hälfte der Arbeiter, täglich in die Stadt. Fällt dort beispielsweise die U-Bahn aus, hat das nicht nur Einkommensverluste unmittelbar für sehr viele Familien zur Folge, sondern es entfällt auch die wirtschaftliche Produktion. Damit ist das Problem eines Ausfalls einer täglich gewohnten Infrastruktur dort gravierend und um Dimensionen größer, da ca. 20 Mio. Menschen täglich von Arbeit und Verkehrsinfrastruktur abhängig sind.

Auch die Wasserversorgung erhalten nicht alle Menschen aus Leitungen, beispielsweise erreicht diese in Santiago de Chile einige Viertel nur per Lastwagen. Während der Covid-19-Pandemie hat sich diese Situation weiter verschärft; Lockdowns und Zugangsbeschränkungen führten dort teilweise zu höheren Preisen für das Trinkwasser per Lieferung. Und auch die Arbeitsplätze in der Stadt konnten insbesondere von den ärmeren Schichten nicht mehr betreten oder durch Einschränkung der öffentlichen oder informellen Verkehrsmittel nicht mehr erreicht werden. Daher trug der Lockdown zusätzlich zum Verlust von Arbeitsplätzen bei. Viele Menschen mussten zu Hause bleiben und sich Verdienstmöglichkeiten im informellen Sektor suchen. Der Verlust an Einkommen trieb die Spirale weiter an, da sich manche Menschen das Wasser per Lieferung nicht mehr leisten konnten. Als Reaktion hatte die Stadt Santiago de Chile angeordnet, dass die Zurverfügungstellung von Wasser auch ohne Zahlungseingang aufrecht erhalten werden musste. Aber die Versorger können das nur zeitlich begrenzt finanziell durchhalten. Dies ist ein internationales Beispiel für die Herausforderung täglicher Basisinfrastrukturen und ein Beispiel für einen durch die Covid-19-Pandemie ausgelösten Kaskadeneffekt: Eine Einschränkung führte zu einer Verkettung weiterer Einschränkungen.

Wie erkennt man die Achillesfersen unserer Gesellschaft?
Achillesfersen sind Elemente einer Kritischen Infrastruktur, deren Ausfall das gesamte System stark in Mitleidenschaft zieht oder ganz lahmlegt. Erkennbar sind sie oft erst, wenn sie verletzt oder zerstört sind – wenn zum Beispiel der Laptop zu Boden fällt. Der Laptop muss aber nicht unbedingt eine Achillesferse sein, wenn ich ein Ersatzgerät habe und die Daten auf einem externen Träger abgespeichert sind. Dies zeigt eines der Grundprinzipien im Umgang mit bzw. Vermeidung von Achillesfersen: Redundanz und Diversifizierung. Diese Maßnahmen sind jedoch meist mit Kosten oder Aufwand verbunden oder sie können Systemfunktionen beeinträchtigen. Deshalb ist oft eine Abwägung vorzunehmen – eine klassische Aufgabe des Risikomanagements. Voraussetzung dafür ist eine Verständigung über die Anforderungen an die Ausfallsicherheit bzw. Fehlertoleranz einer Kritischen Infrastruktur.

Schwachpunkte und damit auch Ansatzpunkte für Maßnahmen, um mit Risiken umzugehen, sind auf vielerlei Weise zu finden, z. B. über die Abschätzung der größten Gefahrenpotentiale oder die größte Verwundbarkeit der Betroffenen. Dabei sind KRITIS in einer Doppelrolle; sie sind einerseits durch manche Gefahren bedroht, manchmal aber auch Auslöser oder Verstärker von Gefahren, z. B. von Hochwasser durch zusätzliche Strom- oder Trinkwasserausfälle.

Wie die Gefahren eingeschätzt werden, ist oft von individuellen und gesellschaftlichen Perspektiven und Erfahrungen mit dem Thema abhängig. Anforderungen an KRITIS haben sich in den letzten Jahrzehnten kontinuierlich verändert, im Allgemeinen in Richtung Erhöhung der Anforderungen. Die Einschätzung von Gefahren erfolgt auch bei Expert:innen oft aufgrund aktueller Geschehnisse, die in einer breiteren Öffentlichkeit aber evtl. nicht so lange im Bewusstsein verbleiben. So gab es aufgrund der Covid-19-Pandemie eine gewisse öffentliche Überraschung, dass bereits 2007 ein Nationaler Pandemieplan erarbeitet worden war (Robert Koch-Institut 2007). Bei der Betrachtung von Risiken ist hilfreich, sich die verschiedenen Risiken und damit verbunden die verschiedenen Achillesfersen in einem Gesamtzusammenhang anzuschauen. Dies kann verhindern, dass bei einem schweren Ereignis andere Gefahrenquellen aus dem Blick geraten. In der 2005 vorgestellten und 2020 aktualisierten nationalen Risikoanalyse der Schweiz (BABS 2021) wurde unter den größten Risiken eine großflächige Pandemie auf Platz 2 eingestuft. Platz 1 belegte eine großflächige langdauernde Stromknappheit. Sie würde mehr Opfer fordern als die Pandemie. 2020, während der Covid-19 Pandemie, wurde diese Strategie planmäßig überarbeitet – mit dem Ergebnis, dass die Plätze 1 und 2 unverändert blieben.

Wie verletzlich komplexe Infrastrukturen sind, und wo sich vielleicht verborgene Achillesfersen befinden, kann aber oft erst nach einem Schadensereignis bestimmt werden. Ereignisanalysen, in denen nicht nur die Infrastruktur selbst, sondern auch ihr Betrieb vor und während des Schadensereignisses genau analysiert werden, sind ein sehr wichtiges Element in der Verbesserung und Weiterentwicklung: Im Nachhinein ist man (fast) immer klüger. Dies ist umso wichtiger, je mehr sich Kritische Infrastrukturen verändern und neue dazukommen. Ein Beispiel ist das Energiesystem, in dem fossile Energiequellen durch Sonne und Wind ersetzt werden müssen. Wasserstoff wird in diesem neuen Energiesystem eine sehr wichtige Rolle spielen, sowohl als Zwischenspeichermedium im Energiefluss wie auch als Ausgangsstoff für die chemische Industrie. Es werden damit Bereiche miteinander gekoppelt, die bzgl. ihrer Energieversorgung bisher praktisch unabhängig voneinander funktionierten, z. B. Industrie, Verkehr und Gebäude. Diese sog. Sektorenkopplung wird eine Kritische Infrastruktur ganz neuer Art einführen, deren Achillesfersen erst zum Teil bekannt sind. Diese und andere Entwicklungen werden in Zukunft die Forschung zu den großskaligen Achillesfersen der modernen Gesellschaft noch wichtiger machen.

2.2   KRITIS sein oder nicht sein? Zu Herausforderungen aus der Definition der Kritikalität von Daseinsvorsorge

Dr. Christine Prokopf, Nationale Kontaktstelle Sicherheitsforschung, VDI Technologiezentrum und Dr. Lisa Broß, Wasserversorgung Rheinhessen-Pfalz GmbH (WVR).

Die politische Umsetzung des Schutzes Kritischer Infrastrukturen ist in Deutschland spätestens seit dem Nationalen Plan zum Schutz der Informationsinfrastrukturen 2005 auf der Agenda. In der Forschung ist die Frage, welche Infrastrukturen notwendig für das Funktionieren der Gesellschaft – also mithin kritisch – sind und wie sich Kritikalität bemisst, bereits mehr oder weniger ausführlich diskutiert worden (z. B. Bross 2020; Engels und Nordmann 2018; Lukitsch et al. 2018; Fekete et al. 2012). Die Definition des Gesetzgebers, welche Infrastrukturen kritisch sind, hat praktische Konsequenzen für deren Betreiber. Dieser Beitrag beschäftigt sich mit der politischen Definition von Kritischen Infrastrukturen in der EU und Deutschland und zeigt anhand von Beispielen die Auswirkungen der bestehenden Vielfalt von Definitionen.

Kritische Infrastrukturen sind nach der Definition des Bundesinnenministeriums (BMI) „Organisationen und Einrichtungen mit wichtiger Bedeutung für das staatliche Gemeinwesen, bei deren Ausfall oder Beeinträchtigung nachhaltig wirkende Versorgungsengpässe, erhebliche Störungen der öffentlichen Sicherheit oder andere dramatische Folgen eintreten würden" (BMI 2009). Hierzu zählen gemäß der Nationalen Strategie zum Schutz Kritischer Infrastrukturen aus dem Jahr 2009 neun Sektoren, unabhängig von der Größe der Organisation (siehe Abb. 2.2), die durch verschiedene Gefahren in ihrer Funktion oder ihrem Bestehen bedroht sein können. Die Nationale Strategie hat jedoch lediglich einen empfehlenden Charakter, sodass aus dieser für die Kritischen Infrastrukturen keine direkten Pflichten erwachsen. Auf europäischer Ebene wurden Kritische Infrastrukturen 2008 in der Richtlinie 2008/114/EG „über die Ermittlung und Ausweisung europäischer Kritischer Infrastrukturen und die Bewertung der Notwendigkeit, ihren Schutz zu verbessern" erstmals reguliert. Diese Richtlinie beschränkte sich auf europäische – d. h. grenzüberschreitende – Kritische Infrastrukturen im Energie- und Verkehrssektor. Nur diese müssen unter anderem Sicherheitspläne aufstellen und Beauftragte für die Sicherheit bestellen.

Zur Erhöhung der IT-Sicherheit von Kritischen Infrastrukturen wurde das Gesetz über das Bundesamt für Sicherheit in der Informationstechnik (BSI-Gesetz) 2009 verabschiedet und 2015 durch das IT-Sicherheitsgesetz (IT-SiG) geändert. Welche Anlagen im Sinne des BSI-Gesetzes kritisch sind, wird in der BSI-Kritisverordnung (BSI-KritisV) bestimmt. Die Definition für Kritische Infrastrukturen aus dem BSI-Gesetz 2009 umfasst nur sieben Sektoren, deren

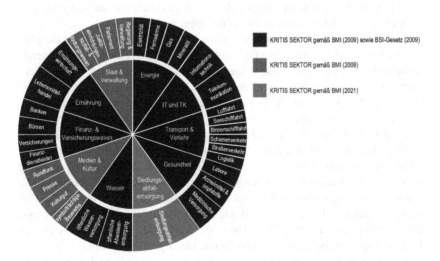

■ KRITIS SEKTOR gemäß BMI (2009) sowie BSI-Gesetz (2009)

■ KRITIS SEKTOR gemäß BMI (2009)

■ KRITIS SEKTOR gemäß BMI (2021)

Abb. 2.2 KRITIS Sektoren gemäß BMI (2009), BSI-Gesetz (2009) sowie BSI-Gesetz (2021)

Organisationen zudem den Schwellenwert in Höhe von 500.000 im Krisenfall nicht versorgten Einwohner:innen erreichen bzw. überschreiten müssen. Die
Betreiber dieser Kritischen Infrastrukturen sind dazu verpflichtet, Maßnahmen
gemäß des Stands der Technik zum Schutz der für die Funktionsfähigkeit rele-
vanten informationstechnischen Systeme umzusetzen. 2016 wurde ergänzend die
EU-Richtlinie 2016/1148 „über Maßnahmen zur Gewährleistung eines hohen
gemeinsamen Sicherheitsniveaus von Netz- und Informationssystemen in der
Union" mit einem Fokus auf Cybersicherheit in Kraft gesetzt. Diese sogenannte
NIS-Richtlinie wurde in Deutschland hauptsächlich über eine Novellierung des
BSI-Gesetzes umgesetzt.

Zur Klärung der Unterschiede „kritischer" und „systemrelevanter" Infrastrukturen hat das Bundesamt für Bevölkerungsschutz und Katastrophenhilfe (BBK)
eine Fachinformation veröffentlicht (BBK 2021a). Diese Fachinformation enthält
ebenfalls Hinweise zu den Unterschieden der Definitionen Kritischer Infrastrukturen. Aus den dargelegten Definitionen ergibt sich, dass trotz Zugehörigkeit zu
einem KRITIS Sektor manche Unternehmen als Kritische Infrastrukturen definiert werden, andere jedoch nicht. Doch was ist mit all den Unternehmen, deren
Funktionalität durch andere Gefahren als den Ausfall der Informationstechnik
beeinträchtigt werden kann? Oder Unternehmen, deren Sektor zwar gemäß BMI
(2009) zu den Kritischen Infrastrukturen gehört, nicht jedoch gemäß BSI-Gesetz
(2009)? Oder Unternehmen, deren Sektor zwar „kritisch" ist, diese jedoch den
Schwellenwert zur kritischen Infrastruktur selbst nicht erreichen?

Bei Schwellenwertunterschreitung hat der Bund die Verantwortung an die Län-
der weitergegeben: „Gegebenenfalls notwendige weitergehende verpflichtende
Maßnahmen für Betreiber, welche die aus Bundessicht festgelegten Schwellen-
werte nicht erreichen, liegen im Übrigen im Zuständigkeitsbereich der Länder"
(Deutscher Bundestag 2020). Diesen kleineren Unternehmen der Sektoren der
Kritischen Infrastrukturen wird vom BSI zudem nahegelegt, der „Allianz für
Cybersicherheit" beizutreten, einer Plattform, die vom BSI und dem Bundes-
verband Informationswirtschaft, Telekommunikation und neue Medien e. V.
(BITKOM) initiiert wurde, um die Cybersicherheit in Deutschland nachhaltig
zu verbessern. Auch bei der Vorsorge für Gefahren jenseits der Cybersicherheit
sowie bei den nicht vom BSI berücksichtigten Sektoren haben Infrastrukturbe-
treiber es selbst in der Hand, ob und wie sie schützen und vorsorgen. Bestehende
Empfehlungen (z. B. DVGW W 1060 2017; DWA-M 1060 2017) bieten den
Unternehmen Unterstützung; die Umsetzung bleibt jedoch freiwillig.

Diese Freiwilligkeit hat jedoch ihre Schattenseiten. Infrastrukturen, die im
Alltag von den Bürgern durchaus als lebenswichtig angesehen werden, müssen von den Betreibern nicht nach einem Mindeststandard geschützt werden.

Die folgenden Abschnitte diskutieren anhand von Beispielen, warum der Fokus auf spezifische Gefahren, die Einschränkung auf spezifische Sektoren und die Definition von Schwellenwerten problematisch sein können (Prokopf 2020).

Computer- vs. Coronavirus: Schutz – doch wovor?

Eine Herausforderung beim Schutz Kritischer Infrastrukturen ist, dass für jede Einzelne erst einmal die relevanten Gefahren ermittelt und als Risiken qualifiziert werden müssen, bevor eine Abwägung vorgenommen werden kann, wie viel Schutz notwendig ist. Dabei liegen jeder Infrastruktur bestimmte Gefahren aufgrund ihres individuellen Geschäftsfeldes näher als andere. Dies wird am Beispiel des Gesundheitssystems deutlich. Die Covid-19-Pandemie stellt das Gesundheitssystem vor Herausforderungen. Die Vorbereitung auf die Versorgung vieler Patienten mit ansteckenden Infektionskrankheiten ist jedoch im Standardrepertoire der Kliniken vorhanden, auch wenn es selbst hierzu keine explizite gesetzliche Verpflichtung gibt. Kliniken sind jedoch jenseits ihres Normalbetriebs auf Pandemien, genauso wie auf andere medizinische Notlagen, wie beispielsweise einen Massenanfall an Verletzten (MANV) infolge eines terroristischen Anschlags oder eines Hochwasserereignisses, vorbereitet. Wenn jedoch die Infrastrukturen, von denen die Kliniken für ihr normales Funktionieren abhängig sind (z. B. auch Strom und Wasser), beeinträchtigt sind, stellt sich die Frage, inwieweit Risikomanagement außerhalb der medizinischen Kernaufgabe betrieben wird.

Die deutschen Kliniken wurden in den letzten Jahren vor allem im Hinblick auf ihre IT-Sicherheit herausgefordert. Für die größeren Institutionen greift dann wieder das BSI-Gesetz (2009). Dass es in vielen Kliniken IT-Sicherheitsprobleme gibt, gilt jedoch unabhängig von ihrem Status als Kritische Infrastruktur im Sinne des BSI, da die Herausforderung, ein IT-System zu sichern, bei größeren Krankenhäusern auch deutlich komplexer ist (Doelfs 2021). Vor diesem Hintergrund schafft die Trennung zwischen Gefahren physischer Natur (z. B. eine Pandemie) und aus dem Cyberraum (z. B. Ransomwareangriffe), die sich in den aktuellen Regulierungen spiegelt, eine potenzielle Ungleichbehandlung von Gefahren, die in der Konsequenz jedoch Interdependenzen haben und Kaskadeneffekte hervorrufen können. Man stelle sich einen Cyberangriff während der Pandemie vor, der Auswirkungen auf die Stromversorgung von Intensivstationen hat. Doch auch bereits „kleinere" Cyberangriffe können enorme Auswirkungen haben, wie der Angriff auf das Universitätsklinikum Düsseldorf im September 2020 zeigte: Dort konnten keine Notfallpatienten mehr aufgenommen werden, die dadurch erst verspätet in anderen Kliniken behandelt werden konnten (Leue 2020). Letztlich zeigt das Beispiel, dass die Freiwilligkeit in der Vorsorge dazu führen kann, dass manche Gefahren nicht adäquat adressiert werden, da sie außerhalb der eigenen Kernaufgaben liegen und beispielsweise der Ausfall grundlegender Infrastrukturen nicht angemessen vorbereitet wird.

Öffentliche Verwaltung als Kritische Infrastruktur: Selbstschutz und Schutz der Bürger als Herausforderungen

Die Einordnung, in welchen Sektoren sich überhaupt Kritische Infrastrukturen finden, variiert zwischen den verschiedenen Gesetzen. Besonders der Status der öffentlichen Verwaltung als Kritische Infrastruktur ist unscharf. Anders als in der BMI-Strategie (2009) handelt es sich gemäß BSI-Gesetz (2009) bei Einrichtungen des Staats und der Verwaltung nicht um Kritische Infrastrukturen.

Die Kritikalität der öffentlichen Verwaltung rückt jedoch vor allem in Hinblick auf den Bereich der Cybersicherheit immer stärker ins Bewusstsein der Öffentlichkeit. Als Folge einer Sicherheitslücke musste im Juli 2021 der Landkreis Bitterfeld den ersten Cyber-Katastrophenfall in Deutschland ausrufen und war für mehrere Wochen nicht arbeitsfähig. Auch die anwendungsorientierte Forschung befasst sich nun mit den Herausforderungen aus dem Cyberraum vor allem für kommunale Strukturen (Wollinger und Schulze 2020). Dennoch ist das Funktionieren der öffentlichen Verwaltung nicht generell durch die Anwendung der oben genannten gesetzlichen Definitionen abgedeckt.

Wenn eine Gebietskörperschaft sich mit den ihr und ihrem Gebiet drohenden Gefahren und Risiken auseinandersetzen möchte, kann sie dennoch Unterstützung finden: Das Bundesamt für Bevölkerungsschutz und Katastrophenhilfe (BBK) hat seine Methode zur Risikoanalyse auf die Arbeit der unteren Katastrophenschutzbehörden angepasst und stellt dazu neben einem Leitfaden auch Arbeitsmaterialien zur Verfügung (BBK 2021b). Eine verpflichtende Auseinandersetzung ist jedoch nicht bundeseinheitlich vorgesehen. Die Herausforderung wird umso größer, wenn man sich vor Augen hält, dass in Gebieten, die keine Ballungsräume sind, die Versorgungsunternehmen zum Teil auch nicht die Schwellenwerte zur Kritikalität überschreiten. Die von der Flutkatastrophe in 2021 beispielsweise im Ahrtal betroffenen Kritischen Infrastrukturen lagen unterhalb der Schwellenwerte und deren Zusammenbruch sorgte dennoch für Ver- und Entsorgungsengpässe (z. B. Strom, Trink- und Abwasser).

Die Problematik der unterschiedlichen Definition von kritischen Sektoren zeigt sich auch in anderen Bereichen als nur in der deutschen Gesetzeslage. So werden beispielsweise auf europäischer Ebene (Richtlinie 2008/114/EG) nur grenzüberschreitende Kritische Infrastrukturen des Energie- und des Verkehrssektors europäisch reguliert, andere Sektoren werden außen vor gelassen.

Zu klein, um kritisch zu sein? Was bedeutet die (fehlende) Einstufung als Kritische Infrastruktur für Unternehmen/Organisationen?
Eine zuverlässige Trinkwasserversorgung und Abwasserentsorgung ist eine Grundvoraussetzung für ein stabiles Gesellschafts- und Wirtschaftssystem. In Deutschland existierten im Jahr 2016 5.845 Unternehmen der Wasserversorgung und 6.590 Abwasserentsorgungsbetriebe (Statistisches Bundesamt 2018). Da in Deutschland die kommunale Selbstverwaltung mit zumeist ortsnaher Wasserver- und Abwasserentsorgung die Basis für die Wasserinfrastrukturen bildet, handelt es sich bei diesen Unternehmen in der Regel um kleine Regie- und Eigenbetriebe von Kommunen (BDEW Branchenstandard 2020). Daher erreichen oder überschreiten weniger als 1 % der Unternehmen der öffentlichen Wasserver- und Abwasserentsorgung den Schwellenwert von 500.000 versorgten Einwohner:innen und sind daher gemäß BSI-Kritisverordnung keine Kritischen Infrastrukturen. Nur diese Unternehmen sind verpflichtet, ein definiertes Mindestmaß an IT-Sicherheit und hierzu angemessene technische und organisatorische Maßnahmen zu treffen und diese nachzuweisen. Die gesetzlich verankerte Vorsorgeverpflichtung ermöglicht den kritischen Wasserversorgungsunternehmen wiederum, die Kosten auf ihre Kund:innen umzulegen (Reinhardt 2020). Aufgrund der Freiwilligkeit der IT-Sicherheitsmaßnahmen können kleinere Unternehmen die hierfür anfallenden Kosten nicht ohne weiteres umlegen und sorgen somit nicht nur freiwillig, sondern im Zweifel auch auf eigene Kosten vor.

In Brandenburg, Mecklenburg-Vorpommern, Rheinland-Pfalz, Saarland, Sachsen-Anhalt, Schleswig–Holstein und Thüringen erreicht keines der Wasserversorgungsunternehmen den Schwellenwert zur Kritischen Infrastruktur, da bei einem Ausfall der einzelnen Unternehmen zu wenig Menschen davon betroffen wären. Kleinere Unternehmen haben größeren Handlungsbedarf im Bereich der Notfallvorsorgeplanung (Bross 2020), vermutlich aufgrund fehlender Verpflichtungen. Die Abwägung zwischen dem erforderlichen wirtschaftlichen Aufwand (Deutscher Bundestag 2015) und den Folgen eines Ausfalls oder einer Beeinträchtigung der jeweiligen Infrastruktur greift hier (Hornung 2015). Dies widerspricht jedoch dem alltäglichen Erleben von Wasserversorgung als elementar und lebensnotwendig. Ein (lokaler) gesellschaftlicher oder politischer Dialog darüber, welcher Aufwand für die Sicherung der eigenen Wasserversorgung getrieben werden sollte oder kann, findet nur selten statt. So fehlt häufig ein Bewusstsein für die Grenzen der Versorgung und womöglich die nötige Eigenvorsorge (Bross et al. 2020). Der Ausfall der Wasserversorgung wird dadurch immer als katastrophisch wahrgenommen.

(Forschungs-)Perspektiven: neue Definitionen und die Herausforderung durch Klimawandel und digitalen Wandel

Die beiden einleitend genannten europäischen Richtlinien werden aktuell (Dezember 2021) parallel novelliert und sollen stärker aufeinander abgestimmt werden. Weitreichende Änderungen in der europäischen Regulierung könnten die Folge sein: Die Vorschläge der Europäischen Kommission für beide Richtlinien (Europäische Kommission 2020a und b) sind deutlich ambitionierter als die bisherigen Regelungen und würden für Deutschland weitreichende Änderungen der nationalen Regulierung Kritischer Infrastrukturen nach sich ziehen. Der Vorschlag für die neue Richtlinie zum Schutz Kritischer Infrastrukturen adressiert beispielsweise 10 Sektoren (Energie, Verkehr, Banken, Finanzmarktinfrastrukturen, Gesundheit, Trinkwasser, Abwasser, digitale Infrastruktur, öffentliche Verwaltung und Raumfahrt) und verlässt das Gefahrenszenario des terroristischen Anschlags zugunsten eines Ansatzes, der alle Gefahren einschließt – unabhängig davon, ob durch Naturkatastrophen oder von Menschen verursacht.

Auch im Vorschlag für die neue NIS-Richtlinie wird der Kreis Kritischer Infrastrukturen erweitert, indem neue Sektoren auf der Grundlage ihrer Kritikalität für Wirtschaft und Gesellschaft ergänzt werden und auch mittlere Unternehmen sowie ggf. kleine mit hohem Risiko von den Regelungen erfasst werden. Infrastrukturen sollen in wesentliche (10 Sektoren) und in wichtige (6 Sektoren) eingeteilt werden, die jedoch denselben Anforderungen an das Risikomanagement sowie an Meldepflichten unterliegen, sich aber in den Aufsichts- und Sanktionsregelungen unterscheiden. Davon ausgenommen werden sollen nur Kleinst- und Kleinunternehmen gemäß der EU-KMU Definition (Empfehlung 2003/361/EG). Diese EU-Empfehlung schließt jedoch zahlreiche Versorgungsunternehmen aus, da Unternehmen, deren Anteile zu mindestens 25 % von einer staatlichen Stelle oder Körperschaft des öffentlichen Rechts kontrolliert werden, grundsätzlich nicht zu den kleinen oder mittleren Unternehmen (KMU) zählen. Einige Fachverbände machen bereits auf diese Auswirkung aufmerksam und fordern eine Ausnahmeregelung, unabhängig von der Eigentümerschaft der Unternehmen (z. B. BDEW 2021; DST 2021). Würde die Ausnahmeregelung um die öffentlich kontrollierten Unternehmen erweitert, wären der Großteil der Versorgungsunternehmen weiterhin keine Kritischen Infrastrukturen. Ohne diese erweiterte Ausnahmeregelung wären schlagartig fast alle Versorgungsunternehmen Kritische Infrastrukturen. Noch liegen beide Richtlinien jedoch nur als Vorschläge der Europäischen Kommission vor, sodass abzuwarten bleibt, wie die finalen Regelungen sein werden.

Die Herausforderung der Kritischen Infrastrukturen durch aktuelle Wandlungsprozesse, wie die Digitalisierung und den Klimawandel, ist in den europäischen Richtlinienentwürfen nach den aktuell geplanten oder veröffentlichten Inhalten nicht erfasst. Diese Aspekte müssten dann jeweils in die nationale und für jede Kritische Infrastruktur zu erstellende Risikobewertung einfließen. Wie und ob dies gelingen kann, ist ungewiss. Zumindest die Forschung geht diesen Weg jedoch bereits. So ist beispielsweise in der europäischen Forschungsförderung die Abgrenzung zwischen Cyberbedrohungen und physikalischen Bedrohungen bereits überwunden. Beide müssen parallel beforscht werden, im Fokus stehen zudem komplexe Situationen durch Kaskadeneffekte und Interdependenzen zwischen verschiedenen Störungsquellen (vgl. Europäische Kommission 2021, S. 96 ff.).

Fazit

Anhand verschiedener Beispiele hat dieser Beitrag aufgezeigt, dass die Einstufung als Kritische Infrastruktur in vielen Bereichen bisher Akteure der Daseinsvorsorge ausschließt, obwohl deren Bedeutung für die Bevölkerung augenfällig ist. Vorsorge findet dann auf freiwilliger Basis statt. Und selbst diejenigen, die als definierte Kritische Infrastruktur vorsorgen müssen, müssen für unterschiedliche Bedrohungen unterschiedlichen Standards folgen und haben begrenzte Ressourcen, um die verschiedenen Schutzziele übereinzubringen. Mögliche neue EU-Gesetzgebungsprozesse, die durch neue Definitionen diese Ausgangslage verändern könnten, werden an der grundlegenden Herausforderung, Kritische Infrastrukturen angemessen zu schützen, nichts verändern. Sie können diese nur auf die Agenda bringen und somit einen möglichen Abwehrreflex verhindern, dass angesichts geringer Größe, rechtlichem Status oder Wettbewerbsnachteilen keine umfassende Vorsorge betrieben werden muss. Die Einstufung als Kritische Infrastruktur erzwingt, dass Ressourcen eingesetzt werden müssen, die ein gewisses Maß an Vorsorge ermöglichen und neben den diversen Gefahren, den bekannten Herausforderungen der Komplexität, Interdependenzen und Kaskadeneffekte auch den Wandel durch Klimawandel, Digitalisierung und gesellschaftlichen Wandel mit in den Blick nehmen.

2.3   Vor die Lage – jetzt und morgen. Herausforderungen von BOS im Umgang mit neuen Technologien und Digitalisierung

Dr. Patricia Schütte, Bevölkerungsschutz, Katastrophenhilfe und Objektsicherheit, Bergische Universität Wuppertal und Dr. Thomas Kox, Lehr- und Forschungseinheit Mensch-Umwelt-Beziehungen, Ludwig-Maximilians-Universität München (LMU).

BOS als Kritische Infrastruktur

Kritische Infrastrukturen (KRITIS) stehen genau wie andere gesellschaftliche Systeme unter dem Eindruck von Digitalisierungsprozessen. Neue Technologien, Prognosesysteme, digitale Medien, Künstliche Intelligenz (KI) etc. bringen viele neue Möglichkeiten, aber auch Herausforderungen mit sich. Behörden im Bereich der allgemeinen Gefahrenabwehr, des Notfall- und Rettungswesens sowie des Katastrophenschutzes – oft unter dem Sammelbegriff „Behörden und Organisationen mit Sicherheitsaufgaben (BOS)" zusammengefasst – sind selbst Teil der KRITIS (Sektor Staat und Verwaltung) und dienen zugleich als deren Schutz- und Unterstützungsinstanzen bspw. bei Störungen anderer KRITIS-Sektoren (BSI und BBK 2021; BBK 2021c). Darüber hinaus nutzen BOS KRITIS auch selbst (z. B. Informations- und Telekommunikationstechnik), um sich mit anderen zu vernetzen, handlungsfähig zu bleiben und sich weiterzuentwickeln (bitkom 2020). Bestrebungen der eigenen Zukunfts- und Anschlussfähigkeit an moderne Systeme, für das „(Un-)Mögliche" – mit neuesten technischen Mitteln – Vorsorge zu treffen und eine Gefahr somit frühzeitig zu minimieren, d. h. vor die Lage zu kommen, wirken in dem Kontext als Entwicklungstreiber des digitalen Wandels.

BOS im Umgang mit neuen Technologien und Digitalisierung – Beobachtungen

In Sachen Digitalisierung hat sich augenscheinlich einiges in den BOS getan. Dafür gibt es gute Gründe: Gesellschaftliche Digitalisierungsprozesse, eine sehr dynamische Technikentwicklung auf dem Markt (z. B. IT-Systeme und -Tools, KI), das politische Agendasetting der letzten Jahre, sicherheitsrelevante Entwicklungen, z. B. bzgl. Cyber Crime, sowie diverse Aktivitäten in Wissenschaft und Praxis – nicht zuletzt den BOS selbst – bringen digitale Transformationsbestrebungen in BOS voran. Am Beispiel der nicht-polizeilichen Gefahrenabwehrorganisationen soll dies hier deutlich gemacht werden: Bereits seit 2017 wurden Virtual Operation Support Teams (VOST) als Unterstützungsstrukturen bei der Sichtung von Echtzeitinformationen in Einsatzlagen aufgebaut und an die Bundesanstalt Technisches Hilfswerk angedockt (Fathi et al. 2018). Zudem nutzen nahezu alle BOS soziale Medien und betreiben eigene Social-Media-Accounts. Darüber hinaus finden sich innovative Bestrebungen, über die Implementierung neuer Technologien im akuten Einsatz effizienter mit Informationen über zukünftige Entwicklungen umzugehen und dadurch schon heute vor die Lage zu kommen. Die Feststellung, dass es 100 % Sicherheit nicht geben kann, ist in Wissenschaft und Praxis langsam etabliert. Dennoch besteht von Seiten der BOS der Wunsch, höchstmögliche Sicherheit im Zusammenhang mit einem akuten Gefahrenereignis zu erlangen und die zukünftigen Entwicklungen von Gefährdungen zu antizipieren. Wer ist potenziell betroffen?

Welche Schäden wären möglich? Welche Ausmaße könnte ein Ereignis annehmen? Diese und andere Fragen beschäftigen die BOS in ihrer Auseinandersetzung mit der Entwicklung von Gefährdungen. Dabei bedienen sich die Akteure der BOS verschiedenster Praktiken und Werkzeuge, um Lagebilder von akuten Gefahrenereignissen zu zeichnen, die Auskunft über die erwartbare Zukunft geben, um daraus Schlussfolgerungen für ihre Vorbereitung auf potenzielle Ereignisse abzuleiten (Kox et al. 2018; Neisser und Kox 2021). Das FeuerwehrWetterinformationsSystem (FEWIS) des Deutschen Wetterdienstes (DWD) ist ein prominentes Beispiel für ein solches Werkzeug, das von Feuerwehren und anderen BOS verwendet wird, um auf Wettervorhersagen und weitere, auf ihre jeweilige Örtlichkeit und bestimmte Wetterphänomene zurechtgeschnittene, Informationen des DWD zurückzugreifen. Die FEWIS Webplattform ermöglicht auch die Darstellung der Unsicherheit der Vorhersage in Wahrscheinlichkeiten.

Trotz der aufgezeigten Entwicklungen lässt der Stand der digitalen Transformation von BOS allerdings bislang noch Luft nach oben vermuten, was bspw. anhand von Schlagzeilen wie „Unzureichende Digitalisierung bei BOS" (Klawon 2020) sichtbar wird. Auch die Studie blaulicht.digital (2020) bestätigt den Eindruck. Digitale Transformation werde gemäß der Mehrheit der Befragten selten in ihren Organisationen diskutiert, Infrastrukturen und Ausstattung werden als ausbaufähig dargestellt. Es zeichnet sich insgesamt eine gewisse Unzufriedenheit der Befragten mit dem Stand der Digitalisierung in den BOS ab, welche verbunden ist mit dem Wunsch, diese stärker voranzubringen. Die Nutzung von Social Media stellt dabei insofern eine Ausnahme dar, als dass sie mittlerweile mehr oder weniger ein normaler Bestandteil der Kommunikationsarbeit in vielen nicht-polizeilichen BOS zu sein scheint, allerdings eher selten im Einsatz (blaulicht.digital 2020). Wenngleich also kontinuierlich daran gearbeitet wird, scheint die digitale Transformation von BOS leichter gesagt als getan zu sein, was auch im Diskurs mit BOS-Vertreter:innen oft Bestätigung findet. Das liegt möglicherweise oft daran, dass die enormen Chancen der Digitalisierung von BOS und die generelle Akzeptanz des damit verbundenen Wandels häufig im Vordergrund der Diskussionen stehen, dagegen Schwierigkeiten oder Hürden in der Umsetzung aber in den Hintergrund treten. Daher werden im Folgenden offene Überlegungen zu möglichen Herausforderungen digitaler Transformation von BOS angestellt.

Herausforderungen digitaler Transformation
BOS stehen in einem Spannungsverhältnis zwischen bürokratischer Bereitstellung und Gewährleistung von Sicherheit einerseits und dem Umgang mit Turbulenzen und dem Unerwarteten andererseits (Apelt 2014). Die bürokratischen Strukturen der BOS bieten der Organisation eine gewisse Stabilität hinsichtlich der Planung und

Durchführung von Abläufen. Die Besonderheit der BOS liegt in dem Miteinander einer bürokratischen Gewährleistungsseite (cold) und „actionreichen" Organisationsteilen (hot), d. h. akute Einsätze, und der Schwierigkeit, neue Technologien und digitale Ansätze in beide einzubetten. Bürokratische Prinzipien wie Schriftlichkeit, Aktenkundigkeit und Regelgebundenheit bieten stabile Strukturen, um digitale Ansätze anzudocken. Sie gehören aber auch zu den teils Entscheidungen verlangsamenden Stellschrauben, die eine eher inkrementelle Organisationsentwicklung begünstigen, welche wenig kompatibel erscheint mit einer Technikentwicklung, die in kürzester Zeit neue Angebote auf den Markt bringt, während Vorgängerversionen von Tools und Systemen teils noch nicht die bürokratischen Entscheidungsprozesse passiert haben.

Die Entwicklung von Einsatzroutinen mit neuen Technologien braucht Zeit. Solange diese noch nicht normaler Teil der Übung und Vorbereitung in ruhigen Zeiten sind, können sie sich auch nicht zum selbstverständlichen Handwerkszeug für die akute Lagebewältigung in turbulenten Situationen entwickeln, da sie die Unsicherheit mehr erhöhen als reduzieren. Das Fehlen von Techniken zum schnellen Umgang oder Einüben des Umgangs mit neuen Technologien in der Organisation verzögert die Nutzung digitaler Medien im Einsatz. Die cold-Seite wird möglicherweise noch zu wenig zur Einführung neuer Technologien und Techniken für Alltag und akuten Einsatz genutzt. Aber nicht nur auf Organisationsebene zeichnen sich potenzielle Herausforderungen ab. Auch sektor- und länderübergreifend lassen sich Hinweise darauf finden.

Digitalisierung verlangt Vernetzung und einen Blick über (Länder-)Grenzen hinweg. Grundsätzlich erscheint es sinnvoll, Schnittstellen mittels gemeinsamer digitaler Ansätze und Technologien kompatibler zu machen. Neue Technologien und digitale Ansätze tragen den Anschein der Moderne, wobei Mensch und Organisation als dringend modernisierungsbedürftig wirken. Technikanpassung gerät so zum gefühlten, kaum einholbaren Zwang, verbunden mit der Sorge einer Technikdominanz, die wertvolle soziale Potenziale einschränken würde. Solche Überlegungen deuten jedenfalls daraufhin, dass gegenwärtig eine ausgeglichene gemeinsame Entwicklung von Mensch, Technik und Organisation nicht unbedingt gesehen oder erlebt wird.

Literatur

Apelt M (2014) Organisationen des Notfalls und der Rettung. Eine Einführung aus organisationssoziologischer Perspektive. In: Jenki M, Ellebrecht N, Kaufmann S (Hrsg.) Organisationen und Experten des Notfalls: Zum Wandel von Technik und Kultur bei Feuerwehr und Rettungsdiensten, Bd 7. Lit, Münster, S 69–84

BABS – Bundesamt für Bevölkerungsschutz (2021) Nationale Risikoanalyse von Katastrophen und Notlagen. https://www.babs.admin.ch/de/aufgabenbabs/gefaehrdrisiken/natgef aehrdanalyse.html

BBK (2021a) Klärung und Erweiterung des KRITIS-Vokabulars. Kriterien und Vorgehensweise. https://www.bbk.bund.de/SharedDocs/Downloads/DE/Mediathek/Publikationen/ KRITIS/baukasten-kritis-vokabular-1.pdf?__blob=publicationFile&v=5. Zugegriffen: 09. Dez. 2021

BBK (2021b) Risikoanalysen Kreise und kreisfreie Städte. https://www.bbk.bund.de/DE/ Themen/Risikomanagement/Risikoanalysen-Kreise-KreisfreieStaedte/risikoanalysen-kreise-kreisfreiestaedte_node.html. Zugegriffen: 30. Nov. 2021

BBK (2021c) Staat und Verwaltung. https://www.kritis.bund.de/DE/AufgabenundAusstat tung/KritischeInfrastrukturen/Aufgabenbereiche/StaatundVerwaltung/Staatundverwalt ung_node.html

BDEW (2020) Branchenbild der deutschen Wasserwirtschaft. https://www.bdew.de/was ser-abwasser/branchenbild-der-deutschen-wasserwirtschaft-2020/. Zugegriffen: 09. Dez. 2021

BDEW (2021) Stellungnahme zum Kommissionsvorschlag für die Überarbeitung der „NIS-Richtlinie" (EU) 2016/1148 (Gewährleistung einer EU-weit hohen Netz- und Informationssicherheit). https://www.bdew.de/media/documents/20210319_BDEW_Stel lungnahme_NIS-Richtlinie_2.0.pdf. Zugegriffen: 09. Dez. 2021

bitkom (2020) Positionspapier. Digitalisierung für die Öffentliche Sicherheit – Beschaffung, Innovation, Funktionalität und Sicherheit ins Gleichgewicht bringen. https://www.bit kom.org/sites/default/files/2020-07/200710_positionspapier_digitalisierung-fur-die-off entliche-sicherheit.pdf

blaulicht.digital (2020) Digitale Transformation in der zivilen Gefahrenabwehr. https:// www.blaulicht.digital/wp-content/uploads/sites/6/2020/09/Studie-Digitale-Transform ation-in-der-zivilen-Gefahrenabwehr.pdf

BMI (2009) Nationale Strategie zum Schutz Kritischer Infrastruktur (KRITIS-Strategie)

Bross L, Wienand I, Krause S (2020) Stand der Notfallvorsorgeplanung in der Wasserversorgung in Deutschland. GWF Wasser Abwasser 09:40–51

Bross L (2020) Wasserversorgung in Notsituationen. Verfahren zur Beurteilung der Resilienz von Wasserversorgungssystemen unter Berücksichtigung der Ersatz- und Notwasserversorgung. Dissertation. ISBN 978-3-943207-51-4

BSI und BBK (2021) Sektoren und Branchen Kritischer Infrastrukturen. https://www.kritis. bund.de/SubSites/Kritis/DE/Einfuehrung/Sektoren/sektoren_node.html

BSI (2009) Gesetz zur Stärkung der Sicherheit in der Informationstechnik des Bundes. Bundesgesetzblatt Jahrgang 2009 I/54BSI (2021) BSI-Gesetz vom 14. August 2009 (BGBl. I S. 2821), das zuletzt durch Artikel 12 des Gesetzes vom 23. Juni 2021 (BGBl. I S. 1982) geändert worden ist

Deutscher Bundestag (2015) Entwurf eines Gesetzes zur Erhöhung der Sicherheit informationstechnischer Systeme (IT-Sicherheitsgesetz). Drucksache 18/4096

Deutscher Bundestag (2020) Sicherheit der Wasserversorgung in Deutschland. Drucksache 19/20965

Doelfs G (2021) IT-Sicherheit von Kliniken mangelhaft. kma online. https://www.kma-onl ine.de/aktuelles/it-digital-health/detail/it-sicherheit-von-kliniken-mangelhaft-a-45318. Zugegriffen: 10. Sept. 2021

DST (Deutscher Städtetag, Deutscher Landkreistag, Deutscher Städte- und Gemeindebund, Verband Kommunaler Unternehmen) (2021) Stellungnahme zum Vorschlag für eine Richtlinie über Maßnahmen für ein hohes gemeinsames Maß an Cybersicherheit in der gesamten Union (NIS 2) vom 16.12.2020. https://www.vku.de/fileadmin/user_u pload/Verbandsseite/Themen/Digitalisierung/NIS_Position_paper_BV_VKU_DE.pdf. Zugegriffen: 09. Dez. 2021

DVGW W 1060 (2017) IT-Sicherheit – Branchenstandard Wasser/Abwasser. Deutsche Vereinigung des Gas- und Wasserfachs

DWA-M 1060 (2017) IT-Sicherheit – Branchenstandard Wasser/Abwasser. Deutsche Vereinigung für Wasserwirtschaft, Abwasser und Abfall

Engels J, Nordmann A (2018) Was heißt Kritikalität? Zu einem Schlüsselbegriff der Debatte um Kritische Infrastrukturen. transcript, Bielefeld. https://doi.org/10.14361/978383944 2074

Europäische Kommission (2020a) The Commission proposes a new directive to enhance the resilience of critical entities providing *essential* services in the EU. https://ec.europa.eu/ home-affairs/news/commission-proposes-new-directive-enhance-resilience-critical-ent ities-providing-essential_en. Zugegriffen: 19. Aug. 2021

Europäische Kommission (2020b) Proposal for directive on measures for high common level of cybersecurity across the Union. https://digital-strategy.ec.europa.eu/en/lib rary/proposal-directive-measures-high-common-level-cybersecurity-across-union. Zugegriffen: 19. Aug. 2021

Europäische Kommission (2021) Horizon Europe Work Programme 2021–2022. European Commission Decision C(2021)4200 of 15 June 2021

Fathi R, Tondorf V, Schulte Y, Schütte P, Fiedrich F (2018) Lageinformationen aus den sozialen Netzwerken: Virtual Operations Support Teams (VOST) international im Einsatz. Notfallvorsorge 49(2):4–12

Fekete A, Lauwe P, Geier W (2012) Risk management goals and identification of critical infrastructures. Int. J. Critical Infrastructures, 8:336–353. https://doi.org/10.1504/IJCIS. 2012.050108

Hornung G (2015) Neue Pflichten für Betreiber Kritischer Infrastrukturen: Das IT-Sicherheitsgesetz des Bundes. Neue Juristische Wochenschrift, 3334–3340

Klawon B (2020) Unzureichende Digitalisierung bei BOS. https://www.behoerden-spiegel. de/2020/09/28/unzureichende-digitalisierung-bei-bos/

Kox T, Lüder C, Gerhold L (2018) Anticipation and Response. Emergency Services in Severe Weather Situations in Germany. Int J Disaster Risk Sci 9(1):116–128

Leue V (2020) Notaufnahme geschlossen. Der Hackerangriff auf die Uniklinik Düsseldorf und die Folgen. https://www.deutschlandfunk.de/notaufnahme-geschlossen-der-hac kerangriff-auf-die-uniklinik-100.html. Zugegriffen: 03. Dez. 2021

Lukitsch K, Müller M, Stahlhut C (2018) Criticality. In: Engels J (Hrsg.) Key Concepts for Critical Infrastructure Research. Springer VS, Wiesbaden. https://doi.org/10.1007/978-3-658-22920-7_2

Neisser F, Kox T (2021) Zur Verankerung von Zukunft in der Gefahrenabwehr. Antizipationspraktiken und Herausforderungen im Kontext von Feuerwehren. Zeitschrift für Zukunftsforschung 1:158–181. urn:nbn:de:0009-32-53710

NOTA – Rathenau-Institut (1994) Stromausfall. Die Verletzlichkeit der Gesellschaft, die Folgen von Störungen der Elektrizitätsversorgung. ISBN 90 346 311 76

Prokopf C (2020) Handeln vor der Katastrophe als politische Herausforderung. Mehr Vorsorge durch die Governance von Risiken. Nomos, Baden-Baden

Reinhardt M (2020) Die Sicherstellung der öffentlichen Wasserversorgung im Notfall. ZRP 2020:119–128

Robert Koch-Institut (2007) Nationaler Pandemieplan 2007

Sphere Association (2018) Das Sphere Handbuch: Humanitäre Charta und Mindeststandards in der humanitären Hilfe. Genf

Statistisches Bundesamt (2018) Öffentliche Wasserversorgung und öffentliche Abwasserentsorgung. Fachserie 19 Reihe 2.1.1.-2016. https://www.destatis.de/DE/Themen/Gesellsch aft-Umwelt/Umwelt/Wasserwirtschaft/Publikationen/Downloads-Wasserwirtschaft/was ser-oeffentlich-2190211169004.html. Zugegriffen: 02. März 2022

Vereinte Nationen (2015a) Sendai Rahmenwerk für Katastrophenvorsorge 2015–2030. Büro der Vereinten Nationen für die Verringerung des Katastrophenrisikos (UNDRR ehemals UNISDR). Genf

Vereinte Nationen (2015b) Resolution der Generalversammlung, verabschiedet am 25. September 2015. Transformation unserer Welt: die Agenda 2030 für nachhaltige Entwicklung

Wollinger G, Schulze A (2020) Handbuch Cybersecurity für die öffentliche Verwaltung. Kommunal- und Schulverlag, Wiesbaden

Systemrelevante Infrastrukturen und die Planung des Unplanbaren

3

COVID-19 hat den Blick neu auf die Bereiche Lieferkettenabhängigkeit und systemrelevante Berufe gelenkt. Beide sind Beispiele aus dem Bereich KRITIS, das eine weist auf die zunehmende globale Vernetzung hin, das andere auf die Bedeutung von Menschen als Elemente einer Infrastruktur. Vernetzung ist auch eine Art von Transformation, die in ihrer Auswirkungstiefe erst durch die Beeinträchtigung der Lieferketten so deutlich zu Tage trat. Das ist ein Wesensmerkmal der KRITIS, wie auch der Verwundbarkeit einer Gesellschaft; sie wird dann deutlich, wenn eine verlässliche Versorgung oder ein Sicherheitszustand auf einmal nicht mehr vorhanden sind. Systemrelevant sind auf einmal Firmen im Ausland, die Rohstoffe oder tägliche Produkt liefern, wie auch lokale Versorger oder Arbeitskräfte. Die Pandemie hat ein neues Bewusstsein für diese Abhängigkeiten vor Ort und global geschaffen. Systemrelevante Banken wurden zwar schon 2008 in der Bankenkrise diskutiert, jedoch ergab sich eine neue Bedeutungszuweisung im Zusammenhang mit der Frage, welche Berufsgruppen man benötigt, um gesellschaftliche Grundprozesse in einer Pandemie aufrecht zu erhalten. Wie auch der Begriff KRITIS ist der Begriff „systemrelevant" zweischneidig: Einerseits möchte niemand negativ konnotiert als „kritisch" gelten, andererseits ergeben sich Vorzüge bei einer Priorisierung. Auch bei den systemrelevanten Berufen ergibt sich durch eine Priorisierung eine neue Hierarchisierung innerhalb der Gesellschaft, auch wenn diese bei einer Pandemie zunächst temporär bleibt. Jedoch hinterlassen die Priorisierung wie auch die öffentliche Debatte Eindrücke, die die Frage aufwerfen, inwiefern damit eine größere Akzeptanz der Planung des Unplanbaren eintritt. Das heißt, dass es auch in einer hochindustrialisierten perfektionierten Dienstleistungsgesellschaft Situationen gibt, in denen diese Leistungen ausfallen und andere Strukturen und Muster greifen, welche somit eine Planung dieser sozial und ethisch oft zwiespältigen Situation ermöglichen. Eine Katastrophe lässt sich nicht vorhersehen, sonst wäre es nicht per Definition eine Katastrophe, die

A. Fekete, *Kritische Infrastruktur und Versorgung der Bevölkerung*, essentials, https://doi.org/10.1007/978-3-662-65047-9_3

sich durch die Unvorhersehbarkeit und den Überraschungseffekt auszeichnet. Die Frage ist, ob sich andere Transformationen besser vorhersehen lassen.

Hätte man vor der Covid-19-Pandemie gefragt, in welchen Zeiträumen sich die Digitalisierung bspw. in den Schulen oder im Home Office in Deutschland weiterentwickeln würde, man hätte vermutlich noch mehrere Jahre angesetzt. So wurden durch eine Krise Transformationen beschleunigt, andere verlangsamt. Es ergeben sich sogar Widersprüchlichkeiten, z. B. zum Umweltschutz; auf einmal wird das Auto mehr benutzt, Kantinenessen wird in Plastik eingepackt und Gesichtsmasken sind neue, überall sichtbare Marker der Veränderung – und als Abfall vermutlich noch Jahre nach der Pandemie. Daher sind Voraussagen, wie sich die Gesellschaft oder die Infrastruktur bis 2050 verändern wird, nur Gedankenspiele, die durch plötzliche Ereignisse völlig neu sortiert werden können. Würde man aus der heutigen Sicht extrapolieren, wie sich gedanklich bis 2050 das fortsetzt, was heute Trends zu sein scheinen, man würde sich vermutlich genauso irren wie richtig liegen.

Eine Möglichkeit der Zukunftsplanung ist die Nutzung von Szenarien. In der Forschung werden Szenarien zum Beispiel beim Klimawandel genutzt, um Veränderungen der Gefahren sowie Reaktionen der Gesellschaft in einen Zusammenhang zu bringen. Passt die Gesellschaft die Schadstoffemissionen an, so können Temperaturanstiege durch den Klimawandel begrenzt werden. In der Forschung werden zunehmend solche Interaktionen betrachtet, sogenannte Einwirkungsketten (Englisch: impact chains oder auch compounding events), wenn verschiedene Gefahren gleichzeitig eintreten. Lange Jahre war es schwierig, die Praxis und Öffentlichkeit von solchen „Worst case Szenarien" zu überzeugen, da das gleichzeitige Eintreffen eines Starkregens und einer globalen Pandemie als unrealistisch galt. Leider haben die Hochwasserereignisse 2021 wie auch viele andere Geschehnisse inzwischen verdeutlicht, dass man künftig auch mehrere Gefahren gleichzeitig bedenken und behandeln können muss. Was noch im Frühjahr 2021 als reine Spekulation galt (Abb. 3.1), hat sich beim Hochwasser 2021 leider als real dargestellt: eine Koppelung von einem Klimawandel-Extremereignis und einer zusätzlichen Pandemie mit einer weiteren Eskalationsstufe durch soziale Unzufriedenheit bestimmter Gruppen. Es gab Falschinformationen und Behinderungen der Einsatzkräfte und der Anwohner:innen durch sogenannte Querdenker. Dabei ist das kein neues Phänomen, international ist das schon seit Jahrzehnten als soziale Verstärkung von Risiken zum Beispiel durch soziale Unruhen bekannt (Kasperson et al. 1988). Dadurch wird deutlich, dass Kritische Infrastrukturen nicht nur durch ihre technische Versorgungsfunktion systemrelevant sind, sondern ebenso durch die Menschen, die sie betreiben, nutzen und beeinflussen. Systemrelevant ist damit nicht nur das

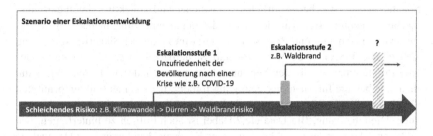

Abb. 3.1 Ein Szenario möglicher Eskalationsstufen beim Zusammentreffen von Klimawandel, Pandemie und sozialer Unzufriedenheit

Personal Kritischer Infrastrukturen, sondern auch die Frage, welche Art von Infrastruktur und ihrer Dienstleistungen wie gesehen und geschätzt werden.

Die folgenden Beiträge der Autor:innen zeigen Herausforderungen auf, die uns aus aktueller Sicht anregen. Zuerst geht es um den Klimawandel als überlagernde prägende globale Transformation, die lange abstrakt blieb und nun durch sogenannte Extremereignisse deutlicher erfahrbar wird. Wasserknappheit und Dürren gab es, wie auch Hochwasser, schon immer, aber die überregional auftretenden Veränderungen zeigen, dass sich ein gesamtes System ändert. Dieses gehäufte Auftreten von neuen Temperaturrekorden, Starkregen, Waldbränden – nacheinander und immer wieder – führt auch zu einer gewissen Überforderung, bei der viele gedanklich abschalten. Extreme tatsächlich und wiederholt zu erleben – und sei es nur in den Nachrichten – ist auch eine Art Transformation, an die sich viele Menschen im täglichen Umgang erst anpassen müssen. Der Umgang mit Unsicherheit ist ein aktueller Trend, Resilienz und Achtsamkeit, Komplexität und Transformation passen dazu. Erwartbare Gegentrends könnten mehr Kontrolle oder Reduktionen und Vereinfachungen sein.

Des Weiteren stellt die KRITIS als komplexes, sozio-technisches System umfangreiche Anforderungen an Steuerungsbemühungen, die auf eine verbesserte Resilienz der Gesellschaft abzielen. Die vielfältigen, inhärenten Wechselbeziehungen und die damit einhergehende Daten- und Informationsflut befeuern die Entwicklung von intelligenten Lösungen für den Betrieb von KRITIS und des Risiko- und Krisenmanagements. Der Ansatz der kollektiven Intelligenz sucht dabei die Vorteile von menschlicher und künstlicher Intelligenz (KI) zu vereinen, um der Komplexität der Aufgabe zu begegnen. Der Einsatz von KI-Technologie im Kontext von Kritischen Infrastrukturen bringt neue Herausforderungen und Fragestellungen mit sich. Dieses Kapitel widmet sich einigen Aspekten im

Spannungsfeld zwischen natürlicher, künstlicher und kollektiver Intelligenz und diskutiert mehrere Herausforderungen, die durch eine zunehmende Digitalisierung von Information und Prozessen verstärkt im Fokus der Sicherheitsforschung stehen. Die Fragen nach Kontrolle und Steuerbarkeit beschäftigen internationale Programme wie die der Vereinten Nationen oder der Weltbank. Wie kann man eine bessere Informationsversorgung fördern, hin zu einer risikoinformierten Gesellschaft? Wie Warnsysteme optimieren, z. B. durch KI und bessere Vernetzung, Digitalisierung, Big Data etc.? Dabei ist auch kritisch zu hinterfragen, wie viel Kontrolle man an eine Maschine oder KI abzugeben bereit ist. Oder welche Entscheidungen und Überwachungen gerade von seltenen, örtlich eintretenden Gefahren man besser Maschinen überlässt, da sie immer vorhanden sind und vor Ort und nie schlafen, außer natürlich, wenn der Strom oder Datenstrom ausfällt. Aber der Paradigmenwechsel vom klassischen Naturgefahrenmanagement hin zu einem Klimarisikomanagementsystem scheint unausweichlich auf Digitalisierung angewiesen zu sein. Dabei stellen sich Fragen nach der digitalen Souveränität der Bevölkerung und ihrer Abhängigkeit von den Maschinen. Beim Vergleich von Bevölkerungsgruppen scheint schon jetzt eine Schere aufzugehen zwischen Gruppen mit unterschiedlichem ökonomischem Spielraum, wie sich aktuell am Beispiel vom Home Schooling und Home Office in der Pandemie ablesen lässt. Wie setzt sich der Trend bei fortschreitender Digitalisierung fort, kann es eine Abkehr von den jetzigen Abhängigkeiten geben?

Das führt über zu der Frage, wie man gemeinsame Verantwortung im Umgang mit einem Risikomanagement angehen oder aufteilen kann. Eine kollektive Intelligenz kann ein mögliches Ziel sein, wenn man eine risikoinformierte Gesellschaft befördern möchte. Dazu gehören mehr Informationen, aber auch deren Verarbeitung, die zunehmend auch der Komplexität der sogenannten systemischen Risiken gerecht werden muss. Dies geschieht, indem man die Systemrelevanz der Menschen wie auch der KRITIS durch adäquate Konzepte wie etwa der Systemanalyse untersucht.

3.1   Kritische Wasserzukünfte: Knappheit, Datafizierung und Automatisierung

Astrid Wigidal, M.A., Fachbereich Soziale Arbeit & Gesundheit, Frankfurt University of Applied Sciences und Ingo Ritter, Dipl. Inf. (FH), LL.M., Fachbereich Informatik und Ingenieurwissenschaften, Frankfurt University of Applied Sciences.

Wasserknappheit ist in den letzten Jahren in den verschiedensten Sphären (Wissenschaft, Bevölkerung und Politik) auch in Deutschland wieder vermehrt erlebt sowie thematisiert worden (DKKV 2019; Gersmann 2020; BMU 2021). Dies bedeutete mitunter für Bürger:innen bzw. für Wirtschaftssektoren, nicht mit den gewünschten Volumina an Wasser versorgt zu werden (Herrmann 2020). Wasserknappheit kann allgemein definiert werden als ein Zustand, bei dem mehr verbraucht wird als zur Verfügung steht bzw. gestellt werden kann (UN-Water n.d.). Ursachen hierfür sind weltweit der hohe Verbrauch von Wasser (Misswirtschaft), veränderte Landnutzungsmuster (Barbier 2019; Wilhite und Glantz 1985) sowie die menschengemachte Veränderung atmosphärischer Prozesse (Klimakrise) und die daraus folgende veränderte Niederschlagsverteilung bzw. das daraus folgende veränderte Niederschlagsvolumen (NOAA).

Für Deutschland hat die Klimakrise in den letzten Jahren an den meisten Orten die Niederschlagsmengen reduziert, was zugleich aufgrund der höheren Temperaturen eine höhere Evaporationsrate bedeutet (Deutsches Klima-Konsortium et al. 2021). Beide Faktoren, die sich als Dürre bzw. Trockenheit auswirk(t)en, wurden anhand des Zustandes einer Natur, im Konkreten der vertrockneten Wälder, der Niedrigstände bzw. Austrocknung von Oberflächengewässern (Flüssen und Seen), der Böden und der Vegetation von vielen Menschen inzwischen selbst erlebt (UFZ Dürrefotos 2021). Zudem hatten diese Reduktionen an Wasservolumen erhebliche Folgen auf eine Umwelt, wie zum Beispiel (Wald-)Brände, und auch auf menschliches (individuelles, gesellschaftliches sowie wirtschaftliches) Handeln (Schmidt 2019). Diese Erfahrungen, mit Blick auf die zukünftigen Veränderungen des Wasserhaushaltes, führten zu einem über mehrere Jahre andauernden Konsultationsprozess von Expert:innen aus dem Sektor Wasser mit Bürger:innenbeteiligung, in dem die Nationale Wasserstrategie entworfen wurde. Dieser Entwurf wurde im Juni 2021 der Öffentlichkeit vorgestellt (BMU 2021).

In diesem Entwurf werden in einem Aktionsprogramm Wasser strategische Ziele sowie konkrete kurz-, mittel- und langfristige Maßnahmen auf- und ausgeführt. Allerdings wird mit Blick auf die Anforderungen im Jahr 2050 ein Paradigmenwandel von nachhaltiger Entwicklung, wie er in dem Entwurf einer Nationalen Wasserstrategie beschrieben wird, hin zu einer Postwachstumsgesellschaft erfolgen müssen (Hickel 2020). Im Allgemeinen bedeutet das, dass das Ziel nicht Wachstum sein darf, sondern ein „collaborative survival" von Flora, Fauna und Menschen ermöglicht werden muss (Tsing 2017). Mit Blick auf die Wasserzukunft weltweit, inklusive Deutschland, muss eine Wasserwende folgen. Denn: Derzeit wird Wasser zumeist nach dem Prinzip des Nachfragemanagements zum Teil mit erheblichen Interessenkonflikten zur Verfügung gestellt (Food and Agricultural Organization of the United Nations 1993). Das heißt: Wasser steht nach Bedarf zur Verfügung. In Zukunft muss Wasser auf Basis des Angebots aller

Wasserkörper verteilt werden (vgl. hierzu: Hall 1991). Dabei kann das Angebot erhöht werden. Regenwasser kann in den Wassereinzugsgebieten durch zum Beispiel innerstädtische blau-grüne Infrastrukturen oder Renaturierungen zurückgehalten werden. Grundlegend sind letztlich die Verringerung des Wasserkonsums und eine erhebliche Reduzierung der Wasserverschmutzung. In anderen Worten: Der gesellschaftliche Wasserfußabdruck muss dem Angebot angepasst werden, sodass die Menschheit im Rahmen der irdischen Möglichkeiten lebt.

Um zukünftig die Priorisierungen der Nachfrage und Einschränkungen je nach Wasserverfügbarkeit zu ermöglichen, muss ein besseres Verständnis des Wassersystems entstehen. Wo heute Daten aus wenigen Messpunkten ein undifferenziertes Bild zeichnen, wie beispielsweise im Rahmen der Pegelmessung der Bundesländer (vgl. LfU und LUBW n.d.), müssen zukünftig engmaschiger hydrometrische Daten, wie Wasserstand und Durchfluss, in den verschiedenen Wasserkörpern erhoben werden. Die Datenerhebung verändert sich dadurch flächendeckend von visuell-manuellen Methoden hin zu automatisierten (Bund/Länderarbeitsgemeinschaft Wasser 2018, B-1 ff.). Im Zielzustand werden die Angebote (aller Wasserkörper) und auch die Entnahmen (Nachfrage) möglichst in Echtzeit gemessen und integriert. So entsteht ein deutlich genaueres, virtuelles Abbild dieses Zusammenspiels auf regionaler und überregionaler Ebene. Um diesen Zustand zu erreichen, bietet es sich an, dieses Modell kurzfristig mit einer groben Auflösung zu etablieren und dann immer weiter zu detaillieren. Das bedeutet, dass die Datafizierung zuerst an den neuralgischen Punkten startet, also an den Stellen mit hohem, kontinuierlichen Wasserbedarf. Sukzessive wird das Modell dann um weitere Kategorien von Nachfrage und Angebot erweitert und das Verständnis des Wassersystems verbessert. Diese überregionale Aggregation ist die Grundlage einer dynamischen Entscheidungsfindung auf Basis der verwendbaren Wassermengen. Die Umsetzung könnte hier eine Weiterentwicklung bestehender Ansätze sein, wie bspw. der Datenföderierungsschicht des Landesamtes für Natur, Umwelt und Verbraucherschutz NRW (Rudolf 2021, S. 44 f.). Für den Austausch der nationalen Datensammlungen zwischen den Mitgliedstaaten kann der in der Europäischen Datenstrategie benannte europäische Umweltdatenraum eine zentrale Rolle spielen (Europäische Kommission 2020a).

Das Aktionsprogramm Wasser sollte entsprechend nicht nur die Datenerfassung und -standardisierung umfassen, sondern auch ein Regelungsregime zur Wasseraufnahme und -abgabe etablieren. Zudem ist dort Transparenz gegenüber der Gesellschaft über bestehende und zu diskutierende Eingriffe in den Wasserkreislauf und über den Zustand der Wasserkörper zu verankern.

Zentrale Elemente des Wassermanagements sind heute schon Kritische Infrastruktur. Zusätzlich zu den Anlagen nach Anhang 2 der BSI-Kritis Verordnung – wie Gewinnungsanlagen, Verteilsysteme oder Leitzentralen – wird die Sicherstellung der flächendeckenden Erfassung und Verarbeitung von Sensorwerten an Kritikalität gewinnen. Ein akkurates virtuelles Abbild des Zustands der Wasserkörper als Grundlage für Entscheidungen im Wassermanagement kann nur so ein zentraler Baustein in der Daseinsvorsorge der Bevölkerung werden. Ist dieses jedoch unvollständig oder nicht aktuell, steigt das Risiko schlechter Entscheidungen, mit dann enormen Konsequenzen für die Gesellschaft.

3.2 Natürliche, künstliche und kollektive Intelligenz – KRITIS und die Komplexitätsparalyse

Dr. Christine Große, Risk and Crisis Research Centre (RCR), Mid Sweden University.

Um Steuerungsbemühungen für den Schutz von KRITIS und der Bevölkerung zur Verbesserung der Resilienz eine faktenbasierte Grundlage für Entscheidungen zu geben, sind automatisierte Verfahren in technischen Systemen bereits üblich. Der rasante Fortschritt in der Informationstechnologie verbreitet zusätzlich den Einsatz von maschinellem Lernen zur Entscheidungsunterstützung durch die Implementierung sogenannter künstlicher Intelligenz. Nichtsdestotrotz basiert diese künstliche Intelligenz auf von Menschen erdachten mathematischen Modellen und Abstraktionen, die u. a. auf Annahmen über das Lernen in neuronalen Strukturen basieren. Da sich das künstliche Lernen als hilfreich für die Verarbeitung großer Datenmengen erwiesen hat, findet es z. B. in Frühwarnsystemen Verwendung. Doch ist die Qualität der Vorhersage stark von der Regelmäßigkeit des entsprechenden Phänomens abhängig. Bei hoher Komplexität und damit einhergehender Unsicherheit und Dynamik ist daher die Fähigkeit des Menschen zur Imagination und Improvisation einer künstlichen Intelligenz oft überlegen, was den Wunsch nach einer Verschmelzung von Mensch und Maschine im Konzept der kollektiven Intelligenz befeuert. Gleichzeitig erleben Menschen oft eine Lähmung und Handlungsunfähigkeit (z. B. Steel 2007) im Zusammenhang mit komplexen und umfangreichen Aufgaben mit unsicherem Ausgang, in welchen ein Warten auf neue Informationen auch eine mögliche Risikomanagementstrategie darstellt (Bernstein 1998). Eine solche Komplexitätsparalyse muss daher bei der Entwicklung von kollektiver Intelligenz und gemeinsamen Entscheidungsprozessen entsprechende Beachtung finden.

Das Konzept der kollektiven Intelligenz ist aktuell noch kein prominentes Konzept im Risiko- und Katastrophenmanagement. Internationale Organisationen wie das UN Office for Disaster Risk Reduction (UNDRR) setzen jedoch große Hoffnungen in dieses Konzept; es gilt als „starke Kombination aus menschlicher Intelligenz, künstlicher oder maschineller Intelligenz und Verarbeitungskapazität" (UNDRR 2019).

Kollektive Intelligenz soll dabei zum einen sicherstellen, dass Maschinen für den Menschen ethisch, ökologisch, sozial und ökonomisch akzeptable Entscheidungen vorschlagen oder selbst treffen, und zum anderen, dass Menschen ihre Kreativität nutzen, um Unsicherheit durch konstruktiven Dialog zu behandeln und gewünschte Transformationsprozesse voranzutreiben. Gleichzeitig gilt es, systemische Degenerationseffekte zu verhindern, wie etwa den Verlust von Wissen und Fertigkeiten. Vor allem geht die Idee der kollektiven Intelligenz weit über traditionelle maschinelle Ansätze und die Verarbeitung von BigData hinaus. Es fördert die Idee von einem „größeren Geist", der sowohl Rechenleistung besitzt und die Suche nach Mustern beherrscht, als auch menschliche Entscheidungsfindung und Kreativität aufweist, um intellektuelle und praktische Lösungen für plötzliche Probleme zu (er-)finden (UNDRR 2019).

Dieses Paradigma der kollektiven Intelligenz unterstreicht dabei das Potenzial *gemeinsamer* Anstrengungen, Lösungen für drängende Probleme unserer Zeit zu erarbeiten. Damit ist dieser Ansatz vergleichbar mit dem des sozio-technischen Systems, bei dem betont wird, dass ein System aus Menschen und Maschinen mehr ist als die Summe der Teile, was gleichgesetzt wird mit einer potenziell höheren Leistungsfähigkeit des Ganzen. Stattdessen gehen mit Komplexität in Systemen auch andere Effekte einher, z. B. Adaptationsprozesse, emergentes Systemverhalten und eine wachsende Entropie (in etwa Unordnung/Unwissenheit). Letztere findet ihren Ausdruck beispielsweise im Fachkräftemangel und dem steigenden Aufwand für Administration, Dokumentation und Kommunikation.

Praxisbeispiele für die Institutionalisierung dieses Konzepts sind Virtual Operations Support Teams (VOST). Mit neuartigen Organisationsstrategien und algorithmischen Werkzeugen werden Freiwilligenteams gebildet, um die Datenüberflutung zu meistern und in ein erhöhtes Situationsbewusstsein umzuwandeln, das etablierte und formelle Methoden der Entscheidungsfindung in Krisenzeiten unterstützt (Fathi et al. 2019). In diesem Sinne sind VOST ein Paradebeispiel für eine „kollektive Intelligenz-zentrierte Perspektive" (Peeters et al. 2021). Mithilfe eines Netzwerks intelligenter Agenten, die so zusammenarbeiten, dass es dem Netzwerk möglich ist, intelligenter zu handeln als es jede der einzelnen Einheiten allein könnte, beschäftigen sich VOST mit der Überwachung von sozialen Medien, der Erkennung von Fehlinformationen, der Überprüfung von Fakten und der Anpassung offizieller Nachrichten, damit zuverlässige Informationen weitergegeben werden. Die Wahrung der Informationshoheit, das heißt die Verbreitung richtiger Information, und der Demokratie, z. B. durch eine öffentliche, nuancierte Debatte, sind dabei zunehmend schwierigere Aufgaben, besonders für die Risiko- und Krisenkommunikation. Eine umfassendere Realisierung dieses Ansatzes erfordert deshalb auch eine verstärkte interdisziplinäre Fachkompetenz, die nicht nur den Schutz der KRITIS, sondern auch Forschung und Ausbildung vor neue Herausforderungen stellt, z. B. um eine passende Balance zwischen Generalisierung und Spezialisierung zu finden sowie multidisziplinäre Forschung zielführend zu organisieren und zu betreiben.

3.3   Digitale Infrastruktur, Daten und Information – die unsichtbare KRITIS (Intelligente Lösungen im Rahmen von KRITIS sowie Risiko- und Krisenmanagement)

Dr. Thomas Thaler, Institut für Alpine Naturgefahren (IAN), Universität für Bodenkultur Wien.

Durch die aktuellen Herausforderungen, u. a. die SARS-CoV-2 Pandemie oder die verschiedenen Naturgefahrenereignisse in den letzten Jahren, sind nicht nur wenige Orte lokal betroffen, sondern große Teile eines Landes bzw. besteht eine länderübergreifende Problematik. Hier stellt sich immer wieder die Frage, wie die Vorhersage sowie das Management verbessert werden können.

Wie kann die Vorhersage besser kommuniziert und vor allem wie können dadurch Schäden (persönliche bzw. sachliche) verringert werden? Dabei hat vor allem die Qualität der Kommunikation eine wesentliche Bedeutung inne. Eine wichtige Rolle nimmt hier die künstliche und kollektive Intelligenz ein; einerseits um die Datenmenge im Rahmen der künstlichen Intelligenz handzuhaben, aber auch um neue Datenquellen im Sinne der kollektiven Intelligenz zu generieren, um das Krisen- und Risikomanagement effizienter und treffsicherer zu organisieren (Saravi et al. 2019). Dabei stellt sich die Herausforderung, wie die Heterogenität der Daten, aber auch jene der Personen, die in diesen Kommunikations- und Entscheidungsprozess eingebunden sind – als Datenlieferanten, Programmierer, als Entscheidungsträger oder als betroffene Personen – treffsicher organisiert werden kann.

Um künstliche und kollektive Intelligenz verstärkt im Krisen- und Risikomanagement einzusetzen, benötigen wir einerseits die digitale und soziale

Infrastruktur dazu sowie die Beantwortung der Frage, wie wir mit den Daten und Informationen umgehen, insbesondere im Sinne der Ethik: Wer darf wann, wie und wo welche Daten sammeln, analysieren, weiterleiten und in Entscheidungen verwenden? Dies ist insbesondere im Bereich des Krisen- und Risikomanagements heikel, weil bei künstlicher Intelligenz meist bestimmte Personengruppen absichtlich oder unabsichtlich ausgeschlossen werden können, was zur Folge haben kann, dass Personen im Krisenmanagement nicht oder zu spät informiert und evakuiert werden. Dies war u. a. beim Hurrikan Katrina im Jahr 2005 in New Orleans der Fall, wo insbesondere einkommensschwache Haushalte zu spät oder gar keine Informationen von der öffentlichen Hand bekommen haben und dadurch die Schäden in den betroffenen Wohngebieten weit höher waren als im Bereich anderer Stadtteile. Diese Diskriminierung hatte auch gleichzeitig einen massiven Einschnitt im Wiederaufbau zur Folge, wo vor allem einkommensschwache Haushalte häufig nicht wieder in ihre Wohngebiete zurückkehrten bzw. nicht mehr zurückkehren konnten (Pastor et al. 2006). Gründe für diesen Ausschluss von bestimmten Personengruppen bestehen in den üblichen Berechnungsverfahren im Risiko- und Krisenmanagement, wo ein wichtiger Schwerpunkt auf der physischen Verwundbarkeit der Gesellschaft liegt. Aber auch die begrenzte Verfügbarkeit von relevanten Daten ist ein wichtiger Faktor, weshalb bestimmte Personengruppen weniger im Risiko- und Krisenmanagement berücksichtigt werden. Ein weiterer wesentlicher Grund liegt auch in der Rolle von Entscheidungen darüber, wie die Modelle erstellt und angewandt werden, da meist Bevölkerungsgruppen in den Entscheidungsprozess nicht miteinfließen.

Diese ethischen Herausforderungen benötigen im Bereich der Sammlung, Verarbeitung und Verbreitung der Daten und Informationen eine breitere Debatte: Wie können wir verschiedene Personen auf lokaler, regionaler und nationaler Ebene erreichen, ohne jemanden zu diskriminieren? Folglich spielt die künstliche und kollektive Intelligenz eine bedeutsame Rolle bei der Abbildung der verschiedenen individuellen Interessen und Hintergründe der Gesellschaft im gesamten Prozess; ebenso die Integration der Bevölkerung im Risiko- und Krisenmanagement. Diese Vielzahl von unterschiedlichen sozio-demographischen Faktoren, wie z. B. Alter, Geschlecht, Sprache und Sprachverständnis, multilokale Wohnorte, Lebensplanung usw., müssen im Rahmen von ethischen Grundpfeilern innerhalb einer breiten partizipativen Entwicklung und Nutzung der digitalen Infrastruktur, Daten und Information erfolgen, wie sie bereits teilweise in der Smart City Strategie und Umsetzung in Barcelona durchgeführt wird (Barcelona 2021). Barcelona verfolgt dabei eine Smart City 3.0. Strategie, die neben den klassischen Top-down-Ansätzen insbesondere auf Bottom-up-Ansätze baut. Damit können die verschiedenen Interessen der Bevölkerung im politischen Entscheidungsprozess rascher und einfacher eingebracht werden. Dies hat zur Folge, dass die kommunalen Abläufe innerhalb der Stadt optimaler auf die Bedürfnisse der Bevölkerung abgestimmt werden. Dieser Top-down- und Bottom-up-Ansatz ermöglicht, dass die Partizipation der Bevölkerung eng mit den Zielen der Stadtpolitik abgestimmt werden kann. Für die Umsetzung beider Ansätze hat die Stadt verschiedene Maßnahmen ergriffen, wie z. B. die Einführung der Open-Source Plattformen CityOS und Sentilo. Sentilo beschäftigt sich mit der Erfassung von verschiedenen Datensätzen, die von den verschiedenen Akteuren und Einwohner:innen gesammelt werden (Sentilo 2021). CityOS liefert die Möglichkeit, die Daten zu analysieren (CityOS 2021). Gleichzeitig gibt es weitere technische Lösungen, wie z. B. Apps, die es der Bevölkerung ermöglichen auf die Daten zuzugreifen. Darüber hinaus verfügen die Einwohner:innen sowie die Stadtverwaltung über das Eigentumsrecht auf den Zugriff der Daten (Barcelona 2021). Der Einsatz verschiedener Anwendungen im Bereich der künstlichen Intelligenz kann die Einsatzorganisationen im Krisenmanagement oder die Verwaltung im Bereich des Risikomanagements verbessern, z. B. können gezielter Maßnahmen für verwundbare Personengruppen getroffen werden. Aber gleichzeitig muss die digitale Souveränität der Bevölkerung erlaubt und sichergestellt werden, wie z. B., dass Personengruppen nicht ausgeschlossen werden und der Zugriff auf die Daten transparent reguliert wird. Ebenfalls muss die Sicherstellung des Datenschutzes dabei gewährleistet werden. Folglich betrifft die Nutzung der kollektiven Intelligenz nicht nur die nicht-staatlichen Akteure, sondern insbesondere auch die staatlichen Akteure im Krisen- und Risikomanagement. Eine der wichtigsten politischen Fragen hierzu ist, wie die Bevölkerung in das Risiko- und Krisenmanagement eingebunden werden kann und wie stark diese Einbindung sein muss.

3.4 Kollektive Intelligenz und gemeinsame Verantwortung im Risiko- und Krisenmanagement

Dr. Christine Große, Risk and Crisis Research Centre (RCR), Mid Sweden University.

Die Komplexität Kritischer Infrastrukturen in unserer Gesellschaft erfordert eine dynamische und weitverzweigte Planung und Steuerung ähnlicher Komplexität, um dieses Netzwerk wichtiger Versorgungsstrukturen zuverlässig in Gang zu halten, auch und besonders bei Störungen verschiedenster Art. Zusätzliche Unsicherheit über zukünftige Ereignisse, z. B. Ort, Zeitpunkt und Dauer eines Stromausfalls sowie die dann vorherrschenden Umweltbedingungen und

Bedürfnisse betroffener Personen, Unternehmen und öffentlicher Einrichtungen, erschweren notwendige Entscheidungen über sinnvolle Maßnahmen. Internationale Organisationen wie das UN Office for Disaster Risk Reduction (UNDRR) setzen deshalb große Hoffnungen in kollektive Ansätze wie kollektive Intelligenz, kollektive Steuerung (Governance) und auch kollektive Verantwortung (UNDRR 2019), um die wachsende Komplexität im Risiko- und Krisenmanagement handhaben zu können. Die Betonung liegt dabei auf gemeinsamen Anstrengungen, sowohl von Expert:innen verschiedener Fachrichtungen aus Industrie, Verwaltung und Wissenschaft wie auch der Bevölkerung, organisiert in Freiwilligenorganisationen oder auch in privaten Initiativen. Ungeachtet der Notwendigkeit gemeinsamer Anstrengungen birgt dieser Ansatz vielfältige Herausforderungen, zum Beispiel die Wahrnehmung von Verantwortung, die angemessene Beachtung von Interessen- und Zielkonflikten, die Koordination verschiedenster Aktivitäten und nicht zuletzt die Bereitstellung relevanter Daten für die Entscheidungsfindung.

Die Idee der geteilten/kollektiven Verantwortung und des gesamtgesellschaftlichen Engagements wird auch im Sendai-Aktionsrahmen (UNDRR 2020) befürwortet, um globale Herausforderungen, bspw. die Auswirkungen des Klimawandels, anzugehen. In ähnlicher Weise hat die Europäische Kommission im Zusammenhang mit dem Katastrophenschutzverfahren vor kurzem „einen sektorübergreifenden und gesellschaftlichen Vorsorgeansatz" als Folge der ersten wichtigen Erkenntnisse aus der COVID-19 Pandemie und anderen Krisen verstärkt (Europäische Kommission 2020b). Auf nationaler Ebene spiegeln sich solche Forderungen implizit oder explizit in verschiedenen Politikfeldern wider. So weisen beispielsweise das deutsche Wasserhaushaltsgesetz und Informationskampagnen auf die Verantwortung jeder/s Einzelnen hin, sich auf schwierige Situationen vorzubereiten, unabhängig von der jeweiligen Ursache (WHG 2009, §5).

Diese Perspektive spiegelt in gewisser Weise die idealistische Annahme wider, dass ein System mehr ist als die Summe seiner Teile und dass die gesellschaftliche Widerstandsfähigkeit zunimmt, wenn alle Mitglieder der Gesellschaft Verantwortung übernehmen und schützende Maßnahmen ergreifen. Gleichzeitig drängt sich eine Reihe von Fragen auf. Auf der Mikroebene zum Beispiel: Verfügen Einzelpersonen oder auch Infrastrukturbetreiber über die Ressourcen und Kapazitäten, um solche Maßnahmen umzusetzen? Wie wirksam sind einzelne Schutzmaßnahmen (Kuhlicke et al. 2020; Rufat et al. 2020)? Auch von der Meso-/Makroebene aus betrachtet vernachlässigt diese Sichtweise die erheblichen Anstrengungen, die notwendig sind, um in einem komplexen System mit Anpassung, Emergenz und zunehmender Entropie umzugehen. Die Idee der gemeinsamen Verantwortung kann leicht zu einer Situation der „Verantwortung anderer" führen, die neue Fragen zur Rechenschaftspflicht in Entscheidungsprozessen aufwirft und wechselseitige Schuldzuweisungen im Zusammenhang mit Ausfällen Kritischer Infrastrukturen verstärken kann. In diesem Sinne könnte eine kollektive Verantwortung – widerabsichtlich – eher zu einer Verstärkung oder gar Eskalation gesellschaftlicher Risiken führen.

Risikoanalysen im Risiko- und Krisenmanagement haben oft einen lokalen oder regionalen Fokus, mit begrenztem Zugang zu Daten, Methoden und Computerunterstützung. Üblicherweise werden Systemanalysemethoden verwendet, um Aufschluss darüber zu erhalten, wie ein Ist-Zustand durch ein externes Ereignis beeinflusst wird, und um eventuell auch zu bewerten, wie stark dieser Zustand negativ beeinflusst wird, um zwischen Maßnahmen zu priorisieren, die das Risiko und die Anfälligkeit reduzieren. Daten, die historische Ereignisse beschreiben, sind deshalb wichtig für die Anwendbarkeit formaler Systemanalysemethoden. Allerdings sind nicht nur Datenbanken, wie z. B. *DesInventar* der UNO, die Ereignisse in Form von Start- und Enddatum, Art des Ereignisses, die betroffene Region oder Stadt und den eventuellen Umgang mit Informationen protokollieren, für solche Risikoanalysen relevant. Eine Datenbank stellt dann eine wertvolle Quelle für die formale Risiko- oder Systemanalyse der gesellschaftlichen Risiken, Verwundbarkeit und Belastbarkeit Kritischer Infrastrukturen dar, wenn die verfügbaren Daten die Konstruktion möglicher Szenarien oder Konsequenzen ermöglichen. Solche Szenarien definieren in der Regel drei Dimensionen: das geografische Gebiet, die sozioökonomischen Faktoren und die Infrastruktur in dem Gebiet. Relevante Daten sind z. B. GIS-Daten, die beschreiben können, welches geografische Gebiet von einem Ereignis betroffen ist, einschließlich Daten zur Topologie, wie auch sozioökonomische Erhebungen und Daten zu Eigentum und Infrastruktur in diesem Gebiet.

Eine Studie zur Nutzung von Daten im Zusammenhang mit schweren Unfällen und Krisen sowie insbesondere deren Verwendung in quantitativen und semiquantitativen Risikoanalysen im Kontext Kritischer Infrastrukturen hat gezeigt, dass Daten meist unvollständig sind und dass üblicherweise generische Werkzeuge zur Modellierung, Programmierung und Analyse von Szenarien verwendet werden (Larsson und Große 2021). Das bedeutet zum einen, dass Forschern aus verschiedenen Gründen keine Datenbanken zur Verfügung stehen, die mit einem expliziten Zweck die Art der durchgeführten Analyse unterstützen. Da sich Forschung in diesem Bereich oft mit der Entwicklung von Methoden beschäftigt, ist dieser Mangel an Daten weniger problematisch als in der praktischen Anwendung. Zum anderen erfordern diese Voraussetzungen von den Akteuren des Risiko- und Krisenmanagements, dass entsprechend anspruchsvolle Kenntnisse und Fertigkeiten in der Modellierung und Interpretation quantitativer Risikoanalysen in Kombination mit der Handhabung geographischer Informationssysteme zugänglich sind.

Auf dem Weg zu kollektiver Intelligenz und gemeinschaftlicher Übernahme von Verantwortung sind also noch einige Aufgaben zu meistern, dazu gehören beispielsweise eine gesellschaftliche Debatte über die grundlegende Funktionalität von Kritischen Infrastrukturen in verschiedenen Situationen und Überlegungen, welche Fragen langfristige Datenerhebungen erfordern sowie welche Qualität die gesammelten Daten aufweisen müssen, um Entscheidungen auch wirksam unterstützen zu können.

Literatur

Barbier E (2019) The water paradox: overcoming the global crisis in water management. Yale University Press, New Haven

Barcelona (2021) Smart City – Info Barcelona. https://www.barcelona.cat/infobarcelona/en/tema/smart-city. Zugegriffen: 26. Juli 2021

Bayerisches Landesamt für Umwelt (LfU) und Landesanstalt für Umwelt Baden-Württemberg (LUBW) (n.d.) Länderübergreifendes Hochwasserportal, https://www.hochwasserzentralen.de/. Zugegriffen: 15. Jan. 2022

Bernstein P (1998) Against the gods: The remarkable story of risk. Wiley, New York

Bund/Länderarbeitsgemeinschaft Wasser (LAWA) (2018) Leitfaden zur Hydrometrie des Bundes und der Länder. https://www.lawa.de/documents/02_anhang_2_lawa_pegelhandbuch_2_3_1552303807.pdf. Zugegriffen: 13. Dez. 2021

Bundesministerium für Umwelt, Naturschutz und nukleare Sicherheit (BMU) (2021) Nationale Wasserstrategie. Entwurf des Bundesumweltministeriums. https://www.bmu.de/fileadmin/Daten_BMU/Download_PDF/Binnengewaesser/langfassung_wasserstrategie_bf.pdf. Zugegriffen: 05. Sept. 2021

CityOS (2021) Open source city software available to all. https://cityos.io/. Zugegriffen: 17. Nov. 2021

Deutsches Komitee Katastrophenvorsorge (DKKV) (2019) Die Dürre 2018 und ihre Folgen. https://www.dkkv.org/fileadmin/user_upload/Veroeffentlichungen/Statements/DKKV_Statement_Duerre2018_Oktober2019.pdf. Zugegriffen: 05. Sept. 2021

Deutsches Klima-Konsortium, Deutsche Meteorologische Gesellschaft, Deutscher Wetterdienst, Extremwetterkongress Hamburg, Helmholtz-Klima-Initiative, klimafakten.de (2021) Was wir heute übers Klima wissen: Basisfakten zum Klimawandel, die in der Wissenschaft unumstritten sind. https://www.dwd.de/DE/klimaumwelt/aktuelle_meldungen/210609/basisfakten-zum-klimawandel_dkk.pdf?__blob=publicationFile&v=2. Zugegriffen: 15. Sept. 2021

Europäische Kommission (2020a) Eine europäische Datenstrategie (COM(2020) 66 final)

Europäische Kommission (2020b) Beschluss des Europäischen Parlaments und des Rates zur Änderung des Beschlusses Nr. 1313/2013/EU über ein Katastrophenschutzverfahren der Union (COM(2020) 220 final)

Fathi R et al. (2019) VOST: A case study in voluntary digital participation for collaborative emergency management. Inf Process Manag 57(1)

Food and Agricultural Organization of the United Nations (FAO) (1993) *Water policies and demand management.* http://www.fao.org/3/t0800e/t0800e0c.htm. Zugegriffen 15. Sept. 2021

Gersmann H (2020) *Wassermangel in Deutschland: Erst der Mensch, dann der Rasen.* https://taz.de/Wassermangel-in-Deutschland/!5714461/. Zugegriffen: 05. Sept. 2021

Hall CA (1991) Lake Okeechobee Supply-Side Management Plan. South Florida Water Management District, West Palm Beach

Helmholtz Zentrum für Umweltforschung (UFZ) (2021) Dürremonitor Deutschland. https://www.ufz.de/index.php?de=37937#duerrefotos. Zugegriffen: 05. Sept. 2021

Herrmann U (2020) Dürre in Niedersachsen: Wasser nur noch vom Supermarkt. https://taz.de/Duerre-in-Niedersachsen/!5701874/. Zugegriffen: 05. Sept. 2021

Hickel J (2020) What does degrowth mean? A few points of clarification. Globalizations. https://doi.org/10.1080/14747731.2020.1812222

Kasperson RE, Renn O, Slovic P, Brown HS, Emel J, Goble R, Kasperson JX, Ratick S (1988) The social amplification of risk: a conceptual framework. Risk Anal 8:177–187

Kuhlicke C, et al. (2020) The behavioral turn in flood risk management, its assumptions and potential implications. WIREs Water 7:e1418

Larsson A, Große C (2021) Studie om dataanvändning och databehov för riskmodellering och –analys. Swedish Civil Contingencies Agency (MSB [Myndigheten för samhällsskydd och beredskap]), Karlstad

Pastor M, Bullard RD, Boyce JK, Fothergill A, Morello-Frosch R, Wright B (2006) In the wake of the storm. Environment, disasters, and race after Katrina. Russell Sage Foundation, New York

Peeters M et al (2021) Hybrid collective intelligence in a human–AI society. AI & Soc 36(1):217–238

Rudolf H (2021) Umweltdaten-Intelligenz. In: Freitag U et al. (Hrsg.) Umweltinformationssysteme – Wie verändert die Digitalisierung unsere Gesellschaft? Springer Vieweg, Wiesbaden, S 29–49

Rufat S, et al. (2020) Swimming alone? Why linking flood risk perception and behavior requires more than „it's the individual, stupid". WIREs Water 7:e1462

Saravi S, Kalawsky R, Joannou D, Casado MR, Fu G, Meng F (2019) Use of artificial intelligence to improve resilience and preparedness against adverse flood events. Water 11(5):973

Schmidt T (2019) Heißgelaufene Konjunktur. Wie der Klimawandel die Wirtschaft bremst. https://www.deutschlandfunkkultur.de/manuskript-zum-zeitfragen-feature-heissgela ufene-konjunktur.media.9c5cca79a538df024345d6b899d13fa3.pdf. Zugegriffen: 15. Sept. 2021

Sentilo (2021) Sentilo BCN. https://www.sentilo.io/wordpress/. Zugegriffen: 17. Nov. 2021

Steel P (2007) The nature of procrastination: a meta-analytic and theoretical review of quintessential self-regulatory failure. Psychol Bull 133(1):65–94. https://doi.org/10.1037/0033-2909.133.1.65

Tsing AL (2017) The mushroom at the end of the world: on the possibility of life in capitalist ruins. University Press, Princeton/New York

UN Office for Disaster Risk Reduction (UNDRR) (2019) Global Assessment Report on Disaster Risk Reduction. doi:978-92-1-004180-5. https://www.undrr.org/publication/glo bal-assessment-report-disaster-risk-reduction-2019. Zugegriffen: 13. Dez. 2021

UN Office for Disaster Risk Reduction (UNDRR) (2020) Words into Action: Enhancing disaster preparedness for effective response

United Nations-Water (UN-Water) (n.d.) Water scarcity. https://www.unwater.org/water-facts/scarcity/. Zugegriffen: 05. Sept. 2021

WHG – Wasserhaushaltsgesetz (2009) Wasserhaushaltsgesetz vom 31. Juli 2009 (BGBl. I S. 2585), das zuletzt durch Artikel 2 des Gesetzes vom 18. August 2021 (BGBl. I S. 3091) geändert worden ist. https://www.gesetze-im-internet.de/whg_2009/__5.html. Zugegriffen: 16. Dez. 2021

Wilhite DA, Glantz MH (1985) Understanding the drought phenomenon: the role of defini-tions. Water Int 10:3, S 111–120

Bildungspolitischer Ausblick auf das Thema „Kritische Infrastruktur und Versorgung der Bevölkerung"

4

Schließlich gehört die Zukunft den jüngeren Generationen und umso wichtiger ist es, ihre Sichtweisen einzubinden. Die Jugendlichen von heute werden die Transformationen bis 2050 maßgeblich erleben und gestalten. Es ist wichtig, zu erfassen, welche Fragen sie haben und wie sie mit Veränderungen umgehen, sei es ein schleichender Klimawandel, eine Pandemie oder ein Stromausfall. Dazu muss auch überlegt werden, welche Möglichkeiten es gibt, solches Wissen sich anzueignen und erfahrbar zu machen.

Daher widmet sich Abschn. 4.1 der Vermittlung des Themas „Kritische Infrastrukturen" an die jüngeren Generationen. Im Rahmen der in der Einleitung genannten Veranstaltung der Stiftung Wissen der Sparkasse KölnBonn und der Technischen Hochschule Köln wurde dazu eine Schüler:innenveranstaltung konzipiert. Die Teilnehmenden waren Schüler:innen eines Bonner Gymnasiums aus den Leistungskursen Sozialwissenschaften und Biologie (Stufe Q1). Am Ende dieses Bandes (Abschn. 4.2) geben die Expert:innen-Interviews der Schüler:innen einen guten Überblick über wichtige Fragen zum Thema „Kritische Infrastruktur und Versorgung der Bevölkerung".

4.1 Schülerveranstaltung – Serious Game „Blackout in Bonn"

Johanne Kaufmann und *Chris Hetkämper, Institut für Rettungsingenieurwesen und Gefahrenabwehr (IRG), Technische Hochschule Köln.*

Kinder und Jugendliche gehören aufgrund ihrer Abhängigkeit von anderen Personen zu den vulnerabelsten Gruppen der Gesellschaft (United Nations Educational, Scientific and Cultural Organisation (UNESCO) 2007; Peek 2008). Diese Abhängigkeit nimmt jedoch besonders durch die schulische Bildung

A. Fekete, *Kritische Infrastruktur und Versorgung der Bevölkerung,* essentials, https://doi.org/10.1007/978-3-662-65047-9_4

erlangte Selbstständigkeit und das gewonnene Allgemeinwissen ab (Sander und Witte 2018). Aus der höheren Vulnerabilität der Kinder und Jugendlichen folgt zudem eine größere Betroffenheit in Katastrophenfällen. Deshalb wird bereits seit ca. 20 Jahren die Einbindung von Themen, wie die Katastrophenvorsorge und -bewältigung, in den Lehrplan gefordert (UNESCO 2007; Wisner 2006; Aghaei et al. 2018). Darüber hinaus können die Kinder und Jugendlichen als Multiplikator:innen dienen, welche das erlangte Wissen weiter an ihre Familien und Freunde geben (Karutz 2011).

In diesem Sinne war das Ziel der Schülerveranstaltung, die teilnehmenden Schüler:innen für die Folgen des Ausfalls von KRITIS und der Relevanz der eigenständigen Vorsorge zu sensibilisieren (Abb. 4.1). Denn die Selbsthilfekompetenz sowie die persönliche Notfallvorsorge der deutschen Bevölkerung werden als gering eingeschätzt (Goersch und Werner 2011). Ein Großteil der Bürger:innen verlässt sich demnach auf die Hilfe durch staatliche Einrichtungen in einer Krisensituation oder im Katastrophenfall (Allianz Deutschland AG 2008). Insbesondere bei größeren Lagen oder Flächenlagen kann diese Unterstützung jedoch nicht geleistet werden, da die Kapazitäten im Bevölkerungsschutz nicht ausreichen, um weite Teile der Bevölkerung über längere Zeiträume zu versorgen (Goersch und Werner 2011).

In Deutschland werden in Kindergärten und Schulen Katastrophenthematiken, mit Ausnahme einiger Pilotprojekte, nicht besprochen (Karutz 2011). Doch Kinder können die Verbreitung des Themas unter Gleichaltrigen oder in der Familie unterstützen (Clemens-Mitschke et al. 2018). Als Beispiel eines Erfolgs dieser Maßnahmen kann Japan angeführt werden, wo solche Themen fest in den Lehrplan eingebunden sind (Fujioka und Sakakibara 2018; Katada und Kanai 2016).

Eine altersadäquate, zielgruppenspezifische und individuelle Umsetzung entsprechender Inhalte ist wichtig, da Kinder und Jugendliche über unterschiedliche „Kompetenzen, Interessen, Erfahrungen und Bedürfnisse" (Fuhs und Brand 2013) verfügen. Kaiser (2011) formuliert folgende Anforderungen an die Bildung:

- Katastrophen nicht dramatisieren oder emotional verstärken
- Realistische Betrachtungsweise
- Suche nach Handlungsalternativen
- Interventionsmöglichkeiten aufzeigen
- Psychische Stärkung
- Soziales Lernen

Die Arbeit mit den Schüler:innen zum Thema KRITIS und deren Fragen an die Expert:innen zeigen, dass eine Notwendigkeit besteht, Inhalte der Katastrophenthematik in Schulen zu behandeln. Nicht nur um die Vulnerabilität der Kinder und Jugendlichen zu mindern, sondern auch um die allgemeine Selbsthilfefähigkeit in der Bevölkerung zu stärken. Wünschenswert wäre eine weiterführende Anwendung solcher oder ähnlicher Konzepte bis hin zu einer Implementierung in den Lehrplan.

4.2   Expert:innen-Interviews der Schüler:innen

Thema 1 – Wie anfällig sind unsere Kritischen Infrastrukturen (KRITIS)?
Frage: Wie lange darf in der Regel ein Stromausfall in einer Region oder Stadt dauern, bis es für die Infrastruktur kritisch wird?

Christine Große antwortet: Das hängt natürlich von vielen Faktoren ab, besonders davon, inwieweit die jeweiligen Infrastrukturen von der Stromversorgung abhängig sind. Wenn Notstromaggregate zur Verfügung stehen und funktionstüchtig sind, kann eine Notversorgung für die wichtigsten Aktivitäten (z. B. während einer Operation im Krankenhaus) eine Weile aufrechterhalten werden. Ein Dieselgenerator z. B. kann jedoch nur betrieben werden, solange Diesel zur Verfügung steht. Das Wetter spielt auch eine Rolle. Bei sehr kalten Temperaturen haben Batterien eine schlechtere Leistung, das heißt, sie liefern weniger lange Strom. Außerdem ist Strom wichtig für Beleuchtung, Heizung und Kühlung, was zu weiteren Problemen bei entsprechenden Wetterbedingungen sorgt. Nicht zuletzt sind viele Infrastrukturen, wie auch Haushalte, von einer funktionierenden Internetkommunikation abhängig. Bei einem Stromausfall ist nicht nur das kabelgebundene Netz, sondern auch das für den Mobilfunk betroffen, somit muss nach ca. 1h mit dem Totalausfall des Netzes gerechnet werden.

Lisa Broß antwortet: Diese Frage kann nicht pauschal beantwortet werden, da neben der Stromabhängigkeit der Infrastruktur auch Kontextfaktoren wie regionale Besonderheiten (Topografie, dichtbesiedelte oder ländliche Gebiete) sowie die Tages- als auch Jahreszeit dessen Auswirkungen beeinflussen können. Prinzipiell sind die verschiedenen Sektoren Kritischer Infrastrukturen von einer kontinuierlichen Stromversorgung abhängig. Zudem stellen Stromausfälle sogenannte Verbundkatastrophen dar, da die Elektrizitätsversorgung in einer gegenseitigen Abhängigkeit mit anderen lebenswichtigen Infrastrukturen steht. Trotz Stromausfall kommt es nicht immer direkt zu einem Ausfall der stromabhängigen Infrastrukturen. Netzersatzanlagen (NEA) können die Versorgung von Anlagenteilen oder ganzen

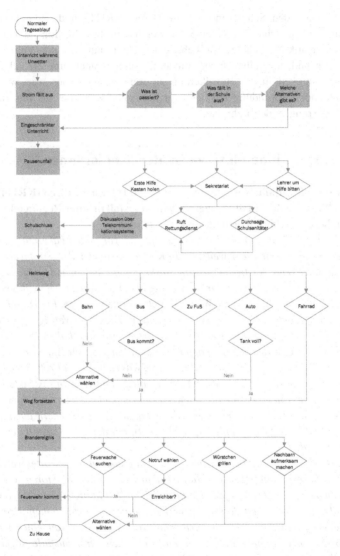

Abb. 4.1 Zeigt den Ablauf des digitalen Serious Game „Blackout in Bonn", entwickelt von Johanne Kaufmann und Chris Hetkämper (Technische Hochschule Köln) für die Schulung der Selbsthilfefähigkeit von Schüler:innen

Infrastrukturen übernehmen. Die Weiterversorgung wird dabei von Notstromaggregaten oder Batterien übernommen. Da der Betrieb dieser Anlagen von Treibstoff abhängig ist, können sie so lange betrieben werden, wie dieser vorhanden ist. Es wird von staatlicher Seite davon ausgegangen, dass Betreiber kritischer Infrastrukturen für eine Zeit von 72 h eine Ersatzstromversorgung ohne Treibstoffnachlieferung aufrechterhalten können.

Frage: Welche Branchen sind in Deutschland vor allem gefährdet und welche Branchen wären das beispielsweise in einer Region wie Südostasien oder Afrika?

Jacob Rhyner antwortet: Welche Infrastrukturen in Deutschland am meisten gefährdet sind, hängt von der lokalen und regionalen Situation ab. Wir haben aber gerade bei der Flutkatastrophe im Juli im Ahrtal gesehen, dass bei verschiedensten Infrastrukturen (Straßen, Eisenbahnen, Strom, Gas, Wasser, Kommunikation) gleichzeitig Schäden in unerwartet hohem Ausmaß auftreten können, deren Behebung zum Teil sehr lange dauern kann. Durch die genaue Betrachtung der Art der Ausfälle kann man für den Wiederaufbau viel lernen.

Im Gegensatz dazu sind in vielen ländlichen Gebieten Afrikas viele der Infrastrukturen, die jetzt im Ahrtal zerstört wurden, gar nicht vorhanden. In einem gewissen Sinn ist die Gesellschaft dort resilienter, weil sie sich auf weniger anfällige Infrastrukturen stützt. Andererseits können aber fehlende Gesundheits- und Rettungsinfrastrukturen, oder fehlende Transportmöglichkeiten für Nahrungsmittel die Konsequenzen einer Überschwemmung weiter verschlimmern. Dazu kommt, dass in Konfliktgebieten ein Krisenmanagement oft auch dann nicht funktioniert, wenn die Mittel dazu vorhanden wären. Die Risikoprofile können also weltweit sehr verschieden aussehen.

Christine Prokopf antwortet: Alle Menschen haben Grundbedürfnisse. Daher sind Infrastrukturen, die zu deren Erfüllung dienen, unabhängig von ihrer Struktur für die/den Einzelnen kritisch. Die entscheidende Frage ist dann, wie diese Infrastrukturen aufgebaut sind. Daraus ergibt sich, wo ihre Schwachstellen sind. Dass Sektoren im Vergleich zwischen OECD-Ländern und Regionen wie Südostasien oder Afrika auf unterschiedliche Weise gefährdet sind, liegt beispielsweise daran, wie digitalisiert sie sind. Der Aspekt der Zentralität wiederum zeigt auf, dass der Ausfall einer Infrastruktur weniger kritisch sein kann, wenn er – durch dezentrale Versorgungsinfrastrukturen – weniger Menschen betrifft. Bei einer starken Zentralisierung sind bei einem Ausfall direkt mehr Menschen betroffen.

Ein für den Vergleich interessanter Unterschied ist, inwieweit eine Bevölkerung an den Ausfall von Infrastrukturen gewöhnt ist. Fällt z. B. in Pakistan der Strom aus, werden in vielen Haushalten Generatoren in Gang gesetzt, da die Menschen daran gewöhnt sind, dass diese Infrastruktur immer wieder ausfällt. Dies ist eine ganz andre Ausgangslage als beispielsweise bei uns in Mitteleuropa.

Frage: Die Folgen bzgl. des Ausfalls von Komponenten der Kritischen Infrastrukturen sind mitunter dramatisch, zudem sind die einzelnen Sektoren oft vernetzt. Wie macht man Branchen widerstandsfähiger gegenüber Risiken? Können Sie das an einem Beispiel verdeutlichen?

Christine Große antwortet: Um Ausfallrisiken zu begegnen, wird z. B. versucht, alternative Handlungsmöglichkeiten zu schaffen. Eine Möglichkeit ist, dass bei der Einführung neuer Technik die alte in Reserve behalten wird. Es reicht aber selten aus, die alte Technik nur aufzubewahren, diese muss auch gewartet und deren Funktion und Anwendbarkeit sichergestellt werden. Aus Kostengründen und einem Verlust an Wissen über deren Verwendung wird jedoch in vielen Fällen darauf verzichtet. Eine andere Möglichkeit ist die Installation lokaler Lösungen, z. B. Notstromaggregate im Krankenhaus, bei gewerblichen Tierzüchtern und Kühlhäusern oder auch Radiokommunikationsmittel bei Einsatzkräften.

Thema 2 – Klimawandel, Epidemien, Super-GAU. Wie können unsere Kritischen Infrastrukturen reagieren?

Frage: Als Schülerinnen und Schüler sind wir ganz besonders daran interessiert, dass die Welt die Auswirkungen des Klimawandels zügig und nachhaltig in den Griff bekommt. Dazu trägt z. B. die sogenannte Energiewende bei, also der Wechsel von fossilen Brennstoffen (Kohle, Öl, Gas) hin zu erneuerbaren Energien. Steigt die Wahrscheinlichkeit des Ausfalls Kritischer Infrastrukturen in der Phase der Energiewende? Worauf muss man hier vor allem achten?

Jacob Rhyner antwortet: Einer der großen Vorteile des jetzigen Energiesystems ist, dass sich die meisten Energiequellen (Kohle, Öl, Gas, Wasser, Biotreibstoffe) sehr gut speichern und die Energieproduktion sehr gut bedarfsgerecht regulieren lassen. Damit lässt sich auch eine sehr hohe Stabilität der Energienetze erreichen.

Bei einer Energieproduktion aus erneuerbaren Quellen verbleiben Wasser und Biotreibstoffe als speicher- und regulierbare Quellen. Der größte Teil der Energie wird aber durch Sonne und Wind produziert werden müssen. Damit ist die Produktion abhängig vom Wetter und von der Tages- und Jahreszeit und damit nicht auf den Bedarf ausgerichtet. Im Gegenteil können die Produktion und der Bedarf sogar gegenläufig sein, z. B. weniger Sonneneinstrahlung im Winter, wenn der Bedarf für Licht und Heizung größer ist.

Gegenwärtig kommt in Deutschland erst etwas mehr als die Hälfte der Stromversorgung bzw. nur etwa 10 % des Gesamtenergiekonsums von Sonnen- oder Windkraftwerken. Wenn ein großer Teil der Energieversorgung auf diese Energiequellen umgestellt ist, stellt dies aus den vorher genannten Gründen ganz neue

Anforderungen an die Versorgungssicherheit und die Stabilität des Energiesystems. Die technischen Grundlagen für die Kontrolle dieser Herausforderungen existieren aber bereits. Das Stichwort sind Speichersysteme, die die Differenzen zwischen Produktion und Bedarf puffern können. Hier werden verschiedene Technologien und Methoden zum Einsatz kommen. Eine sehr zentrale Komponente wird aber Wasserstoff sein. Wasserstoff wird nicht nur als Speichermedium eine Rolle spielen, sondern als Brennstoff und als Ausgangsstoff in nachhaltigen chemischen Produktionsprozessen, u. a. in der Stahl- und Zementproduktion.

Diese sogenannte „Sektorenkopplung" ist eine große technische und politische Herausforderung. Sie wird zu einem völlig neuartigen integrierten Energie- und Industriesystem führen, in dessen Rahmen es möglich ist, Versorgungssicherheit und Stabilität weiterhin und auf nachhaltige Weise zu gewährleisten.

Frage: Weltweit nehmen als Folge des Klimawandels extreme Naturereignisse wie Dürren, Überschwemmungen, Stürme usw. zu. Dadurch werden unter Umständen Kritische Infrastrukturen gefährdet. **Gibt es Programme oder Ideen, wie im Rahmen der internationalen Zusammenarbeit hochentwickelte Länder (z. B. Deutschland) anderen Ländern bei der Bewältigung dieser Gefährdungslage konkret helfen können?**

Thomas Kox antwortet: Zunächst einmal gibt es eine Reihe internationaler Abkommen – wie etwa auf Ebene der UN das Sendai-Rahmenwerk für Katastrophenvorsorge 2015–2030 – in denen sich die Länder verpflichtet haben, bestehende Risiken und Vulnerabilitäten zu reduzieren, neue Katastrophenrisiken zu verhindern und die Resilienz der Bevölkerung gegenüber natürlichen oder vom Menschen verursachten Gefahren zu stärken. Für die konkrete Hilfe bei der Bewältigung von Folgen durch etwa Waldbrände, Tropenstürme u.ä. gibt es ebenfalls eine Vielzahl verschiedenster Programme. Ein interessantes Beispiel ist etwa das europäische Erdbeobachtungsprogramm Copernicus, welches mit Hilfe von Satelliten aktuelle Informationen für umwelt- und sicherheitsrelevante Problemlagen zur Verfügung stellt, so etwa auch beim Vulkanausbruch auf La Palma.

Frage: In Deutschland mag es sein, dass viele Menschen das Funktionieren des Strom-, Wasser- und Mobilfunknetzes als normal voraussetzen, bei einem Ausfall schnell unruhig werden und dann Ansprüche an den Staat und seine Institutionen formulieren. In anderen Ländern hat man vielleicht eine andere Grundeinstellung: **Statt eines Anspruchsdenkens eher eine Schicksalsergebenheit? Müssen wir nicht auch lernen, dass man nicht alles haben kann, was technisch möglich ist?**

Thomas Thaler antwortet: Die Risikowahrnehmung und die Frage danach, wer für welche Aufgaben im Bereich des Risikomanagements verantwortlich ist, wenn was passiert, wie z. B. bei einem Blackout, oder die Frage nach der Eigenverantwortung fallen tatsächlich in verschiedenen Ländern sehr unterschiedlich aus; aber auch innerhalb von Europa und Deutschland sowie in einem gemeinsamen Haushalt oder in der Nachbarschaft. Dies hat auch zur Folge, dass damit die Ansprüche einer Person bzw. eines Unternehmens an die öffentliche Hand sehr unterschiedlich sind. Die Frage, ob in anderen Ländern die Grundeinstellung eine andere ist, würde ich vorsichtiger formulieren, aber die wissenschaftlichen Publikationen zeigen, dass in anderen Ländern wie z. B. in Bangladesch oder Kuba die Todesfälle nach einem extremen Ereignis durch gezieltes Training, Informieren, Wissen bzw. Erstellung von Evakuierungsplänen etc. weitaus geringer sind als in anderen Ländern, wo diese Maßnahmen nicht erfolgen. Was dazu führt, dass auch wir in Europa oder Deutschland uns mit extremen Situationen stärker beschäftigen müssen. D. h. es sind verstärkt Informationen erforderlich, wie wir im Extremfall agieren sollen bzw. können, d. h. was müssen wir lernen oder trainieren, um mit solchen Situationen umzugehen. Dies wird zum Beispiel in einigen Gemeinden rund um den Vulkan Vesuv in Italien gemacht, um eben im Ernstfall zu wissen, wie man agieren/reagieren sollte, ohne in Panik zu verfallen oder Gewalt anzuwenden, wie es vor kurzem der Fall in Südtirol (Italien) bei einem Stromausfall in einem Supermarkt war.

__Patricia Schütte__ antwortet zum ersten Teil der Frage: Vielfach wird in der Forschung zum Bevölkerungsschutz thematisiert, dass die Bevölkerung (in Deutschland) oftmals zu wenig Selbstvorsorge und Vorbereitung im Hinblick auf kritische Ereignisse wie Katastrophen betreibt. Das hat meiner Meinung nach weniger mit einem „Anspruchsdenken" zu tun als vielmehr mit einem „Verlassen auf staatliche Strukturen" (möglicherweise aus jahrzehntelanger Gewohnheit), welche zumindest in Deutschland bislang immer einen Ruf der Verlässlichkeit genossen haben. Ein Grund dafür liegt bspw. in den stabilen Behördenorganisationen (z. B. öffentliche Verwaltungen, Polizei, Feuerwehr etc.), die seit Jahrzehnten funktionieren. Das mag in anderen Ländern anders sein, wenn dort z. B. eine ausgeprägte Korruption (meines Erachtens ist Deutschland hiervon weniger betroffen) besteht, finanzielle Notlagen die Wirtschaft dominieren und ein generelles Misstrauen gegenüber staatlichen Organisationen (in Deutschland genießen Behörden wie die Polizei ein sehr großes Vertrauen) besteht. In solchen Ländern bleibt vielen Menschen oft nichts anderes übrig, als sich auf den sozialen Nahbereich, Familie, Nachbarn, Mitbürger:innen usw. zu verlassen und vieles selbst in der Gemeinschaft zu klären.

__Patricia Schütte__ antwortet zum zweiten Teil der Frage: Katastrophenlagen wie das Hochwasser im Juli 2021 machen mehr als deutlich, dass technische Systeme und Geräte kurzfristig nicht mehr funktionieren können. Wichtig ist es, sich für solche Fälle abzusichern. Um eine gewisse Ausfallsicherheit zu gewährleisten, setzen bspw. Behörden und Organisationen mit Sicherheitsaufgaben (z. B. Polizei, Feuerwehr) auf autarke und vielfach analoge Systeme. Das alte „Kurbelradio", Arbeiten mit Papier, Stift und Schreibmaschine sind einfache Beispiele für solche Ansätze.

Wichtig ist daher auch die persönliche Vorbereitung auf solche Lagen. Aus meiner Sicht ist es außerdem wichtig zu erkennen, dass wir viele technische Möglichkeiten noch gar nicht in all ihren Funktionen bedienen können bzw. ausgeschöpft haben. Die COVID-19-Pandemie ist dafür ein gutes Beispiel: Der Fortschritt der Digitalisierung wurde hier massiv auf die Probe gestellt. Es zeigte sich, dass wir hier bei Weitem nicht so fortgeschritten sind, wie es vielleicht zuvor den Anschein hatte. Defizite hinsichtlich der Bandbreite, Ausstattung mit Endgeräten, Netzqualität etc. konnten in unterschiedlichsten Bereichen festgestellt werden (z. B. Home Schooling, Uni@Home). An vielen Stellen konnten wir somit selbst erfahren, dass wir nicht mit allem ausgestattet sind, was technisch möglich ist.

Frage: Der Klimawandel führt auch dazu, dass die Migrationsbewegungen zunehmen, weil z. B. aufgrund von Wassermangel und Dürren sich immer mehr Menschen „auf den Weg" machen. **Gibt es Modelle oder Planspiele dazu, welche Effekte Wassermangel und Dürre im Hinblick auf Migration haben?**

Alexander Fekete antwortet: In der Forschung werden Migrationsursachen zunehmend auch unter Gesichtspunkten wie Umweltbedingungen betrachtet. Es gibt einen eigenen Forschungsbereich zu umweltbedingter Migration, mitunter ist auch von "environmental migration" oder refugees die Rede. Hier werden in verschiedenen Ländern, z. B. in Afrika, Befragungen von Landwirten durchgeführt, wie sich die Regenmengen und damit die Erträge der teilweise kargen Böden verringert haben. Zusätzlich wird nach Lagerhaltung und alternativen Einkommensquellen gefragt, um Ursachen für die Aufgabe der Landwirtschaft und folgender Migration zu ergründen. Auch Regenmengen und Füllwasserstände von Wasserspeichern und Flüssen werden genutzt. In Kapstadt (Südafrika) wurde der „Day Zero" bekannt, als eine Dürre zu einer derartigen Wasserverknappung führte, dass die Versorgung der ganzen Stadt drohte zu versiegen. Nur eine gesamtgesellschaftliche Anstrengung von allen Bevölkerungsschichten, Wasser einzusparen, konnte dies noch abwenden. Dies verdeutlicht, dass auch Städte betroffen sein können und damit auch alle von Wasser abhängigen Infrastrukturen wie bspw. Krankenhäuser.

Frage: Der Klimawandel kann auch dazu führen, dass sich Krankheiten wie z. B. Malaria weltweit anders verbreiten. **Dadurch könnten ggf. weitere Pandemien entstehen, die sich wiederum negativ auf die Infrastruktur auswirken werden. Wie realistisch sind solche Gedankenspiele?**

Jacob Rhyner antwortet: Ich bin kein Medizinexperte, aber halte sie für realistisch. Für die Änderungen in der Entstehung und Ausbreitung von Epidemien waren und sind neben dem Klima aber auch andere Faktoren von entscheidender Bedeutung. Die Malaria war in Europa, auch in Deutschland, lange ein großes Problem (https://www.mdr.de/wissen/denkste-malaria-nur-in-den-tropen-100.html). Offiziell für ausgerottet erklärt wurde sie von der WHO in Europa erst im Jahr 1975. Dazu hatte unter anderem der Flussbau (Trockenlegung von Sumpfgebieten) und die Entwicklung der Gesundheitsinfrastrukturen entscheidend beigetragen. Anderseits gibt es Anzeichen, dass die wärmeliebenden Mücken, die z. B. Malaria und Denguefieber verursachen, sich mit dem Klimawandel anders ausbreiten. Zusätzlich ist zu sagen, dass im Fall von Covid-19 aber auch die modernen Verkehrsinfrastrukturen zu einer viel schnelleren Verbreitung beigetragen haben, verglichen etwa mit mittelalterlichen Epidemien. Für die Frage, wie Epidemien in Zukunft entstehen und sich ausbreiten, spielen also viele verschiedene Faktoren, und nicht zuletzt auch Infrastrukturen, eine Rolle.

Thema 3 – Wie beeinflussen gesellschaftliche Veränderungen, z. B. die Digitalisierung, die Kritischen Infrastrukturen?

Frage: In manchen Zukunftsvisionen werden uns die Vorteile technologischer Umbrüche angepriesen. Ein Beispiel: Selbstfahrende Autos, selbstverständlich nicht mehr mit fossilen Energien angetrieben, erlauben uns aufgrund der Steuerung der Autos mittels künstlicher Intelligenz während der Autofahrt zu entspannen oder die Zeit anders zu nutzen. Auch hat nicht mehr jeder ein eigenes Auto. Man spart Parkplatz, Garagen und Parkhäuser, sodass die Städte der Zukunft alleine aufgrund der Raumnutzung und des geringeren Lärms anders als heute aussehen werden. Die Abhängigkeit gegenüber funktionierender Technik steigt aber. **Wird bei der Entwicklung und Planung solcher Zukunftsszenarien auch gleich die Anfälligkeit der Kritischen Infrastrukturen mitgedacht?**

Christine Große antwortet: Leider nein. Das Risikomanagement hat einen negativen Klang, weshalb es leicht als 'Bremse' des raschen Fortschritts wahrgenommen wird. Nichtsdestotrotz birgt jede neue Technologie Vor- und Nachteile, welche beide aus der Perspektive der verschiedenen Interessenten betrachtet werden sollten. Außerdem sollten Effekte, welche die technologischen Umbrüche in der Gesellschaft begleiten und die den Veränderungen nachfolgen, genauer betrachtet werden. Die Analyse der Begleit- und Folgeerscheinungen ist jedoch recht umfangreich und mit Unsicherheiten behaftet. Zusätzlich erschwerend kommt hinzu, dass unklar ist, wer eigentlich dafür verantwortlich ist, dass solche Analysen durchgeführt und die Resultate in der Entwicklung neuer Technologien Beachtung finden.

Christine Prokopf antwortet: Idealerweise wäre es so, dass der Schutz der neu aufzubauenden Infrastrukturen immer gleich mitgedacht wird. In der Regel ist dies bei einzelnen Systemen bereits der Fall, wenn beispielsweise "safety by design"-Prinzipien umgesetzt werden. Auch staatliche Regulierung findet – zumindest in Europa – oft bereits parallel zu technischen Entwicklungen statt. Ein anderes Beispiel ist, dass in der zivilen Sicherheitsforschung bereits heute zum Schutz von (und

Schutz vor dem Missbrauch von) Technologien (z. B. Quantencomputing) geforscht wird, die im Moment noch nicht einmal in der Breite einsatzfähig sind. **Frage:** Mobilität scheint künftig nicht mehr so wichtig zu sein. Wir sehen es in Zeiten der Covid-19-Pandemie schon daran, dass Homeschooling und Homeoffice schnell umgesetzt wurden. Digitale Kommunikation wird also immer wichtiger. Sie muss aber sicher und stabil ermöglicht werden. **Welche Aufgaben kommen da in Zukunft auf uns zu?**

Alexander Fekete antwortet: Mobilität ist inzwischen digital geworden, da durch das Smartphone viele Funktionen überall mitgenommen und durchgeführt werden können. Aber nicht alle Funktionen, und als Aufgabe kommt auf uns zu, uns immer wieder anzupassen, an neue Technologien aber auch an neue Bedingungen, z. B. den Klimawandel. Es wird deutlich, dass ein tief greifender Wandel der Lebensgewohnheiten und im Umgang mit der Ressourcennutzung notwendig erscheint, um mit dem Klimawandel umzugehen. Dazu gehört auch, sich besser zu überlegen, welche Dienstreisen, welche Konferenzen, welche Urlaubsreisen man nicht auch digital erledigen kann. Aber auch die digitale Kommunikation verbraucht Ressourcen und sie ersetzt auch nicht den persönlichen Kontakt oder Eindruck vor Ort. Eine künftige Aufgabe wird es sein, immer wieder abzuwägen, welche Verhaltensweisen wofür sinnvoll sind. Die Pandemie hat einerseits gezeigt, dass solch ein Wandel viel rascher als gedacht eintreten kann. Andererseits haben viele auch erlebt, was man bei reinem online-Unterricht dann doch vermisst und verpasst.

Literatur

Aghaei N, Seyedin H, Sanaeinasab H (2018) Strategies for disaster risk reduction education: a systematic review. J Educ Health Promot 26(3):174–184

Allianz Deutschland AG (2008) Katastrophenschutz auf dem Prüfstand. Analysen, Prognosen und Empfehlungen für Deutschland. München

Clemens-Mitschke A, Preis K, Straube B (2018) Niemand ist zu jung, um zu helfen. Stärkung der Selbsthilfefähigkeit von Kindern und Jugendlichen. Bevölkerungsschutz (4):27–29

Fuhs B, Brand D (2013) Kinder bis 10 Jahre. In: Deinet U, Sturzenhecker B (Hrsg.) Handbuch Offene Kinder- und Jugendarbeit (4. Aufl.). Springer VS, Wiesbaden, S 91–97

Fujioka T, Sakakibara Y (2018) School education for disaster risk reduction in Japan after the 2011 Great East Japan Earthquake and Tsunami (GEJET). Terrae Didat 14(3):313–319. https://doi.org/10.20396/td.v14i3.8653531

Goersch HG, Werner U (2011) Empirische Untersuchung der Realisierbarkeit von Maßnahmen zur Erhöhung der Selbstschutzfähigkeit der Bevölkerung. Bundesamt für Bevölkerungsschutz und Katastrophenhilfe. Forschung im Bevölkerungsschutz (15)

Kaiser A (2011) Katastrophenkompetenz. In: Karutz H (Hrsg.) Notfallpädagogik. Ideen und Konzepte. Stumpf + Kossendey, Edewecht, S 181–197

Karutz H (2011) Notfallpädagogik für Kinder und Jugendliche. In: Karutz H (Hrsg.) Notfallpädagogik. Ideen und Konzepte. Stumpf + Kossendey, Edewecht, S 59–89

Katada T, Kanai M (2016) The School Education to Improve the Disaster Response Capacity: A Case of „Kamaishi Miracle". J Disaster Res 11(5):845–856. https://doi.org/10.20965/jdr.2016.S.0845

Peek L (2008) Children and Disasters. Understanding Vulnerability, Developing Capacities, and Promoting Resilience. An Introduction. Children, Youth and Environments 18(1):1. https://doi.org/10.7721/chilyoutenvi.18.1.0001. Zugegriffen: 03. März. 2021

Sander U, Witte MD (2018) Jugend. In: Otto HU, Thiersch H, Treptow R, Ziegler H (Hrsg.) Handbuch Soziale Arbeit. Grundlagen der Sozialarbeit und Sozialpädagogik (6. Aufl.). Ernst Reinhardt, München, S 697–707

United Nations Educational, Scientific and Cultural Organisation (UNESCO) (2007) 2006–2007 World Disaster Reduction campaign. Disaster risk reduction begins at school. https://www.undrr.org/publication/disaster-risk-reduction-begins-school-2006-2007-world-disaster-reduction-campaign. Zugegriffen: 08. Dez. 2021

Wisner B (2006) Education for Disaster Risk Reduction & School Protection. Summary challenges and actions based on a larger desk-study for the ISDR System's cluster on Knowledge and Education for Disaster Risk Reduction. https://www.unisdr.org/2006/ppew/info-resources/ewc3_website/upload/downloads/DraftSummaryke.PDF. Zugegriffen: 08. Dez. 2021

Fazit

5

Das Thema der „kritischen" Infrastruktur hat traditionelle Themenfelder wie auch die Infrastrukturen neu beleuchtet. Waren zum Beispiel im Gesundheitswesen Krankenhäuser und Rettungsdienste schon immer selbstverständliche Bestandteile der Grundversorgung, so werden jetzt neue Fragen gestellt: Welche Bereiche sind besonders wichtig und müssen z. B. auch in Krisenzeiten funktionieren? Wie kann man bei Ausfall oder Beeinträchtigung unumkehrbare Verluste z. B. von Menschenleben vermeiden? Dies wird in plötzlichen Katastrophen wie einem Starkregen besonders deutlich, der nicht nur Menschen, Straßen und Häuser, sondern auch Krankenhäuser und Pflegeheime überschwemmen und zerstören kann. Jedoch hat auch die gleichzeitig noch andauernde Pandemie bereits gezeigt, welche Berufe und Gesundheitseinrichtungen systemrelevant sind, und was sich als besonders kritisch, also essenziell, in einer solche Krise herausstellt. Dies ergibt nicht unbedingt gleich neue Lösungen, aber Fragen neuer Tragweite; wenn Lieferkettenabhängigkeiten deutlich werden oder Arzneimittelrohstoffabhängigkeiten. Dabei mag man fast vergessen, dass sich schleichend eine weitere Form der Abhängigkeit eingestellt hat: von der digitalen Infrastruktur. Und zudem muss man an einen Grundsatz der Katastrophenforschung erinnern: Jede Katastrophe kommt anders, als die davor und als man plant. Daher darf man angesichts zunehmender Naturgefahren und Extremereignisse, wie auch einer gleichzeitigen Pandemiebelastung, nicht vergessen, dass Cyberangriffe auf Gesundheitseinrichtungen inzwischen ein ständiges und ernstzunehmendes Problem darstellen. Das Thema KRITIS hat aber auch eine ganz alltägliche Erdung in sich; denn auch ein kleiner unabsichtlicher Unfall, ein Bagger oder ein Druck auf den falschen Knopf, kann zu langwierigen und großflächigen Ausfällen führen. Themen wie Krisenmanagement, KRITIS, Pandemien oder Klimawandel sind aktuell bereits erlebbaren Herausforderungen. Diese stoßen bereits jetzt Veränderungen an, die bis 2050 oder darüber hinaus wirken können.

A. Fekete, *Kritische Infrastruktur und Versorgung der Bevölkerung*, essentials, https://doi.org/10.1007/978-3-662-65047-9_5

Was Sie aus diesem *essential* mitnehmen können

- Die noch andauernde Corona-Pandemie hat neue systemrelevante Infrastrukturen aufgezeigt, z. B. durch die Erfahrung von Lieferketten- und Arzneimittelrohstoffabhängigkeiten, und neue Überlegungen angestoßen, welche Vorbereitungen erforderlich sind, um eine zunehmende Abhängigkeit und Kaskadeneffekte bei einem Ausfall kompensieren zu können.
- Die Zuordnung, welche Relevanz verschiedenen Einrichtungen und Organisationen im Krisenfall zukommt und in welchem Umfang diese für den Ernstfall vorzusorgen haben, ist nicht einfach; die Einschränkung auf spezifische Sektoren und die Definition von Schwellenwerten ist mitunter problematisch.
- Eine Möglichkeit, um das Krisen- und Risikomanagement effizienter und treffsicherer zu organisieren, wird in der Einbindung von künstlicher Intelligenz und kollektiver Intelligenz (der Verschmelzung von Mensch und Maschine) gesehen. Die kollektive Intelligenz soll dabei sicherstellen, dass Maschinen für den Menschen ethisch, ökologisch, sozial und ökonomisch akzeptable Entscheidungen vorschlagen. Eine umfassendere Realisierung dieses Ansatzes erfordert aber eine verstärkte und interdisziplinäre Fachkompetenz.

© Der/die Herausgeber bzw. der/die Autor(en), exklusiv lizenziert durch Springer-Verlag GmbH, DE, ein Teil von Springer Nature 2022
A. Fekete, *Kritische Infrastruktur und Versorgung der Bevölkerung,*
essentials, https://doi.org/10.1007/978-3-662-65047-9

Printed in the United States
by Baker & Taylor Publisher Services